Gestar

Gestar

El creativo origen de la vida humana

Ibone Olza

VERGARA

Papel certificado por el Forest Stewardship Council®

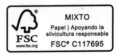

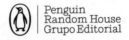

Primera edición: mayo de 2024

Printed in Spain – Impreso en España

ISBN: 978-84-19820-21-1
Depósito legal: B-4.440-2024

Compuesto en Llibresimes, S. L.

Impreso en Black Print CPI Ibérica
Sant Andreu de la Barca (Barcelona)

VE 2 0 2 1 1

A mi querido padre,
Miguel Olza Zubiri

ÍNDICE

1

EMBARAZO

Hubo un tiempo en tu vida en el que eras habitante del medio acuático. Flotabas mientras asistías a la formación de tus órganos y vísceras, los dedos de tus pies, tus ojos y pestañas. Podías dar volteretas o impulsarte con los pies desde un extremo del útero al otro.

Poco a poco, conforme multiplicabas tus células, solidificabas tus huesos y engrandecías tu corazón, te acostumbraste a pasar el tiempo ahí, probablemente, cabeza abajo. El ruido te llegaba desde fuera, amortiguado por el líquido y la piel de tu madre, pero también desde dentro, cuando escuchabas los movimientos de sus tripas y oías, con una frecuencia creciente, cómo se vaciaba su vejiga. De fondo, casi siempre, el sonido que mejor percibías era el de los latidos de su corazón. Estabas muy ocupado fabricando tus vísceras, tu piel, tus extremidades y, si tenías el cariotipo XX, las células que podrían generar a tus posibles descendientes.

Conforme formabas un nuevo órgano sensorial, lo ibas estrenando. Empezaste probando el tacto, experimentando el equilibrio y el sonido, percibiendo el sabor de aquel líquido amniótico con su cotidiana transformación, según lo que comiera tu madre, e impregnándote de su aroma, preparando tus ojos para la luz que comenzaste a percibir tenuemente, con un tono anaranjado, cada vez que ella exponía su barriga al sol.

Tal vez estuvieras acompañado en el útero por otro bebé en construcción, puede que tuvieras una hermana gemela, un mellizo o que fuerais trillizos. Tal vez tu hermano o hermana falleciera allí mismo y esa pena todavía anide en alguna célula de tu ser. Tal vez incluso lleves parte de sus células incrustadas en algún quiste oculto en tu cuerpo. Y puede que hasta desconozcas esa parte de tu historia, porque la pérdida fue muy temprana, pero hayas pasado media vida sintiendo añoranza, como si te faltara alguien muy querido, pero no supieras quién.

Un día percibiste que se avecinaba un cambio irreversible, que probablemente tú misma desencadenaste. No sé si sentirías alguna inquietud o, por el contrario, una alegría incipiente conforme notabas esos abrazos cada vez más frecuentes y prolongados de las contracciones típicas del parto. O quizá observaras, en primer lugar, un pinchazo en la bolsa, tras arañarla tú misma con los deditos, seguido de un derrame, y notaras cómo se escapaba el cálido líquido que hasta entonces te había bañado. Tal vez no fueras tú quien iniciara el proceso, nacieras antes de tiempo y las primeras contracciones las provocara un fármaco o una mano que, acercándose hasta casi tocarte, separó las membranas del cuello del útero para desencadenar el parto. Puede que te extrajeran sin previo aviso tras un rápido corte del vientre en un frío quirófano.

O quizá ni siquiera lo sepas.

Son tantas las incógnitas…

Seguramente, no te hayas parado a pensar con demasiado detenimiento en todo esto. ¿Me equivoco? Pero ya que estamos, si no te importa, sigamos un poco más allá. Permíteme que continúe haciéndote preguntas. ¿Cómo fue tu concepción? ¿Acaso sabes algo sobre el momento en que se unieron un espermatozoide de tu padre y un óvulo de tu madre para fundar tu primera célula? ¿Dónde y cómo aconteció semejante encuentro celular? ¿Tienes alguna pista sobre cómo transcurrieron los primeros instantes de tu vida? ¿En qué momento supo tu madre que estaba embarazada de ti? ¿Cómo acogió la noticia? Y tu padre, si es que lo conoces, ¿cuándo y cómo lo supo? ¿Y qué hay de tus abuelos y abuelas, cómo recibieron la noticia de tu presencia en el vientre de tu madre? ¿Alguna vez te has parado a pensar en todo ello? ¿Les has preguntado a tus padres? ¿Pudo disfrutar tu madre del embarazo? ¿Aconteció algún suceso o pérdida que tal vez condicionara su vivencia y, en cierto sentido, el inicio de su relación contigo?

Es curioso lo poco que solemos pensar o indagar en nuestro origen y vida intrauterina. Muchos humanos han puesto más atención en averiguar quiénes fueron sus antepasados y sus ancestras, dónde nacieron y cómo vivieron, con quién se casaron, qué océanos cruzaron o qué tierras poseyeron, que en recabar datos sobre cómo fue el inicio de su propia vida en el útero de sus madres. A mí me gustan e intrigan tanto estas preguntas que me asombra comprobar cuánta gente nunca se las ha hecho y me pregunto por qué somos minoría las personas interesadas en esta etapa inicial de la vida. ¿Tendrá algo que ver el que me guste tantísimo sumergirme, bucear y permanecer en apnea bajo el agua con algún grato recuerdo de mi vida intrauterina? El hecho de que la mayoría de la gente no comparta este interés o afición, ¿será porque creen que no merece la pena indagar en lo que —aparentemente— no se puede recordar ni cambiar?

Llevo ya unas cuántas décadas haciendo estas preguntas a mis pacientes, conocidos, alumnas, amigas y, de este modo, vamos recopilando juntas algunas impresiones e hipótesis. Casi siempre, la mayoría de estas cuestiones van seguidas de una ausencia de respuestas que, a su vez, genera otro cúmulo de preguntas también sin respuesta...

«¡Por ahora no hay respuesta!», solemos decir a modo de conclusión relativa, confiando en que, algún día no muy lejano, la haya.

«¡En cuanto salga del taller, voy a llamar a mi madre para preguntarle!», rematan muchas de las alumnas.

Lo cierto es que nuestros orígenes han recibido escasa atención por parte de ciencias como la psicología o la psiquiatría. Esa patria común que compartimos todos los seres humanos, el útero materno, y esos meses que todas pasamos allí antes de salir al exterior ¡inmersas en líquido!, es decir, nuestra inicial y original vida acuática, encierra muchas pistas sobre nuestra manera de estar en la vida y, también, sobre nuestra salud. Como dijo Adrienne Rich: «La única experiencia unificadora, innegable, compartida por mujeres y hombres, se centra en aquellos meses que pasamos dentro del cuerpo de una mujer, desarrollándonos».[1] Cada vez sabemos más sobre

1. Rich, A., *Nacemos de mujer*, Madrid, Traficantes de Sueños, 2019.

el impacto de esa vida inicial o primigenia, que puede estar condicionando que seas zurda o diestra, tu propensión a la hipertensión o incluso la duración de tu vida; sin embargo, una mayoría de las personas lo desconoce prácticamente todo al respecto. Incluso los profesionales de la salud mental casi nunca han pensado en cómo vivieron sus pacientes la vida uterina o cómo fueron sus primeros meses de vida.

A mucha gente, la curiosidad o el interés por conocer más acerca de sus orígenes en el vientre materno se les activa, precisamente, cuando desean o deciden ser madres o padres. Entonces, empiezan a preocuparse por cómo afectará al ser humano que buscan o esperan —y tal vez ya quieran— lo que la madre o el padre haga o deje de hacer durante la búsqueda del embarazo, la gestación, etc. Es bastante universal esto de empezar a pensar en el embarazo poco antes de buscarlo, pero incluso entonces, apenas se suele mirar al bebé que cada uno fue, ni preguntar qué nos pasó a cada uno de nosotros en el tiempo en que fuimos gestados por nuestra madre y de qué modo nos sigue influyendo hasta el día de hoy. Sin embargo, probablemente, ese sea el principal trabajo psicológico del embarazo: mirar a los bebés que fuimos y entender cuánto de lo que vivimos —o no— deseamos para nuestros descendientes.

Lo curioso es que nos encontramos en un momento histórico un tanto peculiar en el que, al parecer, los humanos concebidos mediante el encuentro amoroso y sexual entre un hombre y una mujer, gestados durante aproximadamente nueve meses en el útero materno y nacidos tras, al menos, un inicio espontáneo del parto probablemente estemos en vías de extinción o, cuando menos, en vías de convertirnos en una minoría, casi en una rareza. Los cambios en las relaciones íntimas están siendo vertiginosos, la reproducción humana lleva camino de ser radicalmente diferente de lo que siempre fue y la gestación cada vez está más medicalizada y controlada. Demasiados cambios si pensamos lo poco que dura una vida humana y lo veloces que han sido las innovaciones.

Para empezar, tenemos menos sexo. Los datos son bastante elocuentes. Allá por 1991, los adultos occidentales, según diversas estadísticas, copulaban una media de cinco veces al mes. Para 2013, la frecuencia ya se había reducido a tres veces al mes y la tendencia sigue a la baja.[2] Menos sexo y, por lo visto, en el marco de relaciones, con mucho menos compromiso. El filósofo Zygmunt Bauman lo llama «amor líquido», es decir, «relaciones

2. Herbenick, D.; M. Rosenberg; L. Golzarri-Arroyo; J. D. Fortenberry y T. Fu, «Changes in Penile-Vaginal Intercourse Frequency and Sexual Repertoire from 2009 to 2018: Findings from the National Survey of Sexual Health and Behavior», *Archives of Sexual Behavior*, 51(3), 2022, pp. 1419-1433.

interpersonales que se desarrollan en la posmodernidad; caracterizadas por la falta de solidez, calidez y por una tendencia a ser cada vez más fugaces, superficiales, etéreas y con menor compromiso». Así se explica que casi un tercio de las españolas en edad fértil no tengan hijos porque no encuentran pareja. Según el Instituto Nacional de Estadística, se trata de un nuevo fenómeno social por el que las mujeres que quieren ser madres no lo consiguen. Muchas personas, mujeres y hombres, no van a poder hacer realidad su deseo de ser madres o padres, entre otras cosas, por no encontrar una pareja estable con la que crear y criar. Mientras tanto, surgen nuevas fórmulas, como la llamada «coparentalidad», o sea, ser padres sin ser pareja, y las aplicaciones que te ayudan a encontrar a otras personas con el mismo deseo de reproducirse y con las que pactar para tener un bebé sin necesidad de que haya un vínculo amoroso o sexual previo.

Por no hablar de la precariedad, que tal vez sea la primera causa en el retraso de la maternidad o de la renuncia a ella. La periodista Noemí López Trujillo, en un artículo con el elocuente título de «Ser madre en una habitación de alquiler», se preguntaba::

Estábamos programadas para dejar la maternidad para ese momento en que la estabilidad laboral (qué quimera) y la afectiva (otra quimera) crearan un suelo sobre el que soltar los huevos maduros. Las carreras se acabaron, las becas en el extranjero, mucho Erasmus, intercambios, módulos, másteres, viajes, activismo, la independencia intermitente y vigilada por los padres, el paro, la promiscuidad, la monogamia serial y la ilusión de fondo de que siempre iríamos a mejor. Hasta que no tengamos todo aquello —y aquello incluía, sobre todo, un rosario de experiencias— para lo que nos educaron, ¿quién querría tener un hijo?

Cada vez tenemos menos sexo y menos hijos, y cuando los tenemos, es a edades cada vez más tardías. Nos cuesta mucho más embarazarnos y reproducirnos, no solo en años, también en dinero. La reproducción asistida se está convirtiendo en un fabuloso negocio; esas cifras sí que no dejan de aumentar. En 2015, en España, un 7 por ciento del total de alumbramientos fueron de bebés concebidos por reproducción asistida, mientras que, en 2021, ya fueron el 11,8 por ciento. Un aumento exponencial. Nuestro país se sitúa a la cabeza de Europa y casi del mundo en turismo reproductivo: vienen mujeres y parejas de todo el continente a ciudades como Barcelona y Valencia con un *pack* en el que se combina el tratamiento de reproducción asistida con el turismo, la gastronomía y las vacaciones en la playa. En España, se estima que hay más de sesenta mil embriones congelados y, desde nuestro país, exportamos óvulos a todo el mundo, lo cual se ve facilitado por tener una de las leyes más permisivas de Europa en lo que a ovodonación se refiere. La mayoría de las «donantes» de óvulos son estudiantes o mujeres en el paro que, a cambio, reciben unos mil euros. Son ya muchas las voces que denuncian lo perverso de llamar «donación» a lo que, en realidad, es una compra que, en la mayoría de los casos, esconde una realidad de explotación reproductiva: mujeres jóvenes y pobres vendiendo sus óvulos como una precaria forma de obtener ingresos y una industria imparable que se lleva la mayor parte del beneficio revendiendo esos óvulos por un precio que suele ser unas cinco veces mayor. Algunas madres feministas han hablado abiertamente de las dificultades y contradicciones que implica transitar la reproducción asistida y recurrir a la ovodonación. La escritora Silvia Nanclares, que también reflexionaba lo nuevo que es en la historia humana el hecho de que unas madres gesten con óvulos que no son suyos, lo que conlleva un «duelo genético» impensable hasta hace nada.:

Una de mis mejores amigas quiso donarme un óvulo fértil (ella tiene dos hijas), pero la ley vigente en España exige el anonimato. Una de las cosas que más me ha pesado en la decisión de la ovodonación ha sido contarlo. Contarlo o no. A quién contarlo. He comprobado que esto es una preocupación angustiosa y recurrente en las mujeres que estamos en estos procesos. Creo que tiene que ver con el mandato del género femenino de vivir para el otro, de tener que explicar nuestra vida, nuestras razones, siempre justificarnos».[3]

Con su trepidante desarrollo, la reproducción asistida ya está facilitando algo aún más inédito que una mujer geste un bebé con óvulos ajenos y es que haya bebés con ADN de tres personas diferentes.[4] Para ello, se parte de un óvulo donado, pero se sustituye su núcleo con ADN de la que gestará, así que el cigoto resultante tras la fecundación tiene ADN mitocondrial de la donante de óvulo, además del ADN nuclear del padre y la gestante. Todo un lío de consecuencias imprevisibles.

Con este panorama de desarrollo tan imparable como acelerado de la tecnología, algunos ya se atreven a afirmar que las relaciones sexuales entre humanos con fines

3. «Maternidad: última llamada (crónica del aterrizaje en la donación de óvulos)», <https://www.eldiario.es/nidos/maternidad-llamada-cronica-llegada-ovodonacion_1_3109584.html>.
4. <https://elpais.com/elpais/2019/04/11/ciencia/1554993434_535241.html>.

reproductivos están en vías de extinción y que, en el futuro, toda la reproducción humana acontecerá en los laboratorios.[5] Dicen que, con el desarrollo de la tecnología que permite el diagnóstico preimplantacional de los embriones concebidos en un laboratorio mediante fecundación *in vitro*, la técnica será cada vez más barata y sencilla, con lo cual, dentro de no mucho, nadie en su sano juicio se arriesgará a concebir un bebé de manera natural (lo que clásicamente llamábamos «hacer el amor»), puesto que parecerá un disparate exponerse a tener un bebé aleatorio sin antes elegir bien sus genes. Por el contrario, sostienen, las personas encargarán al laboratorio la procreación de unos cien embriones de media, entre los que se seleccionarán los más atractivos según su ADN para ser implantados en el útero de una mujer, que tal vez tampoco será la que críe al futuro bebé. Una vez más, los humanos piensan que sus criterios selectivos serán más inteligentes o seguros que los de la azarosa naturaleza. ¿Te suena de algo?

Por supuesto, también están los que han empezado a reflexionar sobre las consecuencias que todo ello tendrá a nivel de especie. Si quitamos el factor selectivo azaroso de la naturaleza y lo sustituimos por el capricho humano, ¿perderemos variabilidad genética, como ya pasa en

5. Greely, H. T., *The End of Sex and the Future of Human Reproduction*, Harvard, University Press, 2016.

la agricultura, y con ello la diversidad y la capacidad de adaptación de la especie humana a los entornos más diversos?, se preguntan. Y, ya de paso, también hay quien se está cuestionando el impacto que todo ello, el retraso en la fertilidad junto con el aumento de la reproducción asistida, tendrá en la evolución humana.[6]

Igualmente, hay quien pronostica que la duración de la vida uterina se irá reduciendo más y más conforme mejore la tecnología de los úteros artificiales (es cuestión de tiempo, dicen) y pronto la vida humana se concebirá y desarrollará en su fase acuática sin que sea condición *sine qua non* la estancia uterina. Así, ya hemos visto inquietantes fotos de corderos que han vivido hasta cuatro semanas inmersos en un medio líquido,[7] y se anuncia que, en breve, comenzarán los experimentos con bebés humanos muy prematuros (mientras tanto, se ha demostrado que los grandísimos prematuros, esos que nacen antes de la semana 27 del embarazo, sobreviven mucho más y mejor si permanecen desde el nacimiento todo el tiempo sobre el cuerpo de su madre o un familiar; dicho de otro modo, cuando se les separa de su madre y se les mete en la incubadora, mueren muchos más, pero esta tecnolo-

6. Hanevik, H. I. y D. O. Hessen, «IVF and Human Evolution», *Human Reproduction Update*, 28(4), 2022, pp. 457-479.
7. «*Human trials of artificial wombs could start soon. Here's what you need to know*», <https://www.nature.com/articles/d41586-023-02901-1>.

gía, llamada «Método Madre Canguro», debe de resultar tan barata que está costando muchísimo que sea aceptada e implementada).

La arraigada y recurrente fantasía de liberarnos del embarazo, bien mediante los úteros artificiales, cada vez más cerca de ser reales, bien mediante la pretensión y la explotación que supone que las pobres gesten para los ricos, eufemísticamente llamada «gestación subrogada», viene de lejos. Ya en la segunda ola feminista, allá por los años setenta, se calificó como «utopía feminista» el día en que las mujeres quedaríamos «liberadas de la tiranía» de nuestra biología reproductiva. «Sería deseable que se desarrollase la tecnología de incubadoras (matrices artificiales) en las que implantar y desarrollar embriones, así se podrían eliminar vínculos de sangre y abolir la familia», dijo entonces la escritora y feminista radical Shulamith Firestone.

Cinco décadas más tarde, desde un encuadre ecofeminista, somos muchas las que sentimos la urgencia de proteger nuestros úteros, ovarios y mamas como se protegen las selvas, las semillas y los ríos. «Proteger vuestros óvulos como diamantes de los ladrones», nos decía la matrona holandesa Beatrijs Smulders cuando nos contaba la charla que le dio su padre al cumplir ella los catorce años. El hombre, un médico de familia, explicó a su hija cómo ella, en realidad, estaba sentada sobre un cofre que contenía ese tesoro que eran sus óvulos y que sería la encargada de protegerlo. Todo un visionario si pensamos que el comentario lo hizo allá por los años setenta…

Lo cierto es que, como sociedad, la forma que tenemos de entender y percibir la concepción y el embarazo está cada vez más influida por la tecnología y la medicalización en un contexto social capitalista. Así, el embarazo se percibe y se vive casi como una enfermedad, un engorro y una pérdida de tiempo, al mismo tiempo que afloran soluciones diversas cada vez más lucrativas.

No es de extrañar entonces que la primera definición de «embarazo», según el *Diccionario de la lengua* de la Real Academia Española, sea: «Impedimento, dificultad, obstáculo». Solo la segunda acepción es el «estado en que se halla la mujer gestante». Por si hubiera dudas, la definición de «embarazoso» lo deja muy claro: «Que embaraza e incomoda». Bien pensado, dice mucho de cómo nuestra sociedad percibe los embarazos y a las embarazadas: incómodos, que incomodan. No hay más que ver el estrés que supone para muchas gestantes revelar el embarazo en su puesto de trabajo y las escasísimas ayudas y cuidados con que se afronta la gestación en el mundo laboral.

La medicalización no ayuda. Ya desde la preconcepción, se observa con lupa microscópica, se realiza infinidad de mediciones, temperaturas y analíticas, ecografías y hasta resonancias magnéticas, todo un escrutinio que crea la fantasía de poder seguir la gestación prácticamente al milímetro y en tiempo real, con fotos y vídeos, y de controlarla para que todo vaya bien... Como si el mismísimo embrión fuera a retransmitir en directo para el mundo cómo se desarrolla. Esa detección ultraprecoz de cualquier posible problema, a su vez, genera otra consecuencia tal vez inesperada: una presión muy sutil para interrumpir cualquier gestación de bebés que no sean absoluta e inequívocamente saludables.

Se pone toda la atención en el cuerpo y esto es la medicalización, como si el embarazo fuera una enfermedad, una bomba de relojería a punto de estallar. Sin embargo, se olvida de que es todo un milagro y, a la vez, algo de lo más normal. Pero el cómo miramos afecta a cómo vivimos y esa mirada tan médica, tan centrada en detectar cuanto antes todo lo que puede ir mal, confiando en la tecnología como si de un dios infalible se tratara, favorece que, en la actualidad, muchísimos embarazos se vivan desde el miedo más que desde el asombro o la emoción, lo que, a su vez, hace que el puerperio se viva como un esfuerzo gigantesco por vincularse con un bebé al que se llegó a temer durante la gestación.

En ocasiones, este miedo ya lo traemos desde niñas, favorecido por la profunda desconexión del cuerpo en la que crecemos en el mundo actual. Si nos hemos criado sin vivir el cuerpo a cuerpo con la madre ni la lactancia, si se nos enseña a aguantar la orina en la escuela infantil, si aprendemos a depilarnos y a ocultar el vello corporal antes incluso de entrar en la secundaria, a esconder la regla y a domesticar el apetito, a hacer ejercicio para modelar el cuerpo y a pasar por el quirófano desde muy jóvenes para rellenar los pechos... Si las primeras relaciones sexuales están ya marcadas por lo que dicta el porno, si nos venden los anticonceptivos como la liberación de la regla y la panacea de poder estar siempre receptivas para la penetración sin que haya un vínculo amoroso, si el embarazo adolescente o juvenil se ve como una catástrofe que hay que prevenir a toda costa (en vez de poner el acento en prevenir el embarazo no deseado y apoyar el deseo de las que sí lo buscan), si encima se nos dice que podemos esperar hasta la cuarta década de nuestra vida para gestar, pero antes debemos extraer algunos óvulos en la treintena para conservar la fertilidad... Si pensamos que todo se solucionará con una tecnología desarrollada desde el desconocimiento de todo lo que conlleva nuestra naturaleza cíclica... Si todo esto es así, parece casi inevitable que, cuando por fin se conciba, el embarazo se transite como una posible enfermedad a la que mejor poner punto y final en cuanto sea posible. Claro, cada vez son menos las mujeres que logran ponerse de parto espontáneamente, pues crecen las inducciones en la recta final del embarazo porque parecen inocuas y porque «para qué esperar si ya está listo»... En resumidas cuentas, difícil embarazarse y difícil llegar hasta el final.

El útero ha dejado de ser un territorio virgen y oscuro. Pero el misterio sigue ahí y, seguramente, buena parte de ese enigma radique aún donde menos se ha mirado: en la psique de la madre, en la del futuro bebé y en la comunicación que se establece entre ambos. En la construcción identitaria del bebé y en ese misterio todavía tan insondable como las profundidades marinas, ¿hasta qué punto conservamos memoria de lo que allí vivimos? ¿En qué momento aparece la conciencia humana? ¿Esa conciencia dónde radica, en el cerebro, en las células o entre los átomos que conforman el ADN? ¿Es posible que la mayoría de las personas adultas acarreemos memorias traumáticas del tiempo en que fuimos bebés que provocan que no queramos siquiera pensar en ese periodo de nuestras vidas?

¿Cómo será la gestación de los seres humanos dentro de cien o doscientos años? Tal vez, radicalmente diferente a como la conocemos hasta ahora, pero, precisamente por eso, este parece un buen momento para pensar y reflexionar sobre cómo es o ha sido hasta la fecha. Pero no solo es buen momento, igual es hasta necesario, porque resulta que tiene algo que ver con la profunda crisis ecológica que vive el planeta. Tal vez debamos pensar cómo criamos a los humanos del futuro, empezando por cómo los concebimos y gestamos.

Te propongo, pues, mirar al embarazo, a la concepción, en este pequeño viaje a las simas del origen de la vida y también de la conciencia humana. Contemplar y pensar en la gestación. Y no solo si quieres o te planteas ser madre o padre, o eres un profesional implicado; también si quieres comprender tu origen, qué viviste en el útero, qué le pasó a tu madre y qué huella dejó en ti. El embarazo, la fabulosa acción de gestar, requiere una mirada amplia en la que necesariamente tenemos que ir alternando perspectivas: la de la madre que gesta, la del bebé en construcción, la del ser humano que se está gestando y la de la familia y la comunidad que lo acompaña y espera. Como el observador influye en lo que se observa, el cómo fuiste concebida y gestada influye en cómo percibes la concepción y la gestación.

En un plano más metafórico, podemos contemplar la gestación humana como una alegoría de todas las gestaciones creativas. Es probable que estudiar el embarazo nos enseñe algo sobre cómo gestar proyectos o creaciones artísticas. Tal vez la procreación nos muestre algo importante sobre cualquier creación.

Por todo ello, te invito a recorrer y reflexionar sobre algunos de estos puntos de nuestra historia, desde la curiosidad y el asombro, pero también desde una perspectiva crítica y científica. Y, ya de paso, imaginar una sociedad que honre y aplauda el embarazo y a las embarazadas, que celebre el amor y la vida. Cuando el embarazo deje de ser algo molesto, cuando deje de ser un impedimento, cuando cada bebé sea buscado, deseado y se celebre y se cuide cada gestación, tal vez el potencial creativo que se desprende del embarazo nos pille por sorpresa y sea todo un regalo para el mundo.

2

CONCEBIR

«Concebir», según el *Diccionario de la lengua* de la Real Academia Española, es: «Dicho de una hembra: empezar a tener un hijo en su útero», en su primera acepción. En la segunda: «Comenzar a sentir una pasión o afecto», pero también significa «formar una idea en la mente» o «comprender algo». Me gusta este doble significado, como si, en el fondo, todas las acepciones estuvieran relacionadas y concebir un hijo implicara el inicio de una pasión y, en paralelo, comprender una idea. Empezar a tener y a contener, pero también, empezar a querer, como si concebir llevara implícito el inicio de esa comprensión del mundo radicalmente diferente que implica atravesar un embarazo.

Los textos y vídeos que explican, muestran o recrean la concepción humana a nivel celular suelen ir acompañados de conceptos como «milagro», «increíble» o «extraordinario». No me extraña, porque cada vez que los contemplo, me asalta la misma sensación: ¡qué prodigioso milagro que cada ser humano venga de esa primera fusión de dos células tan diferentes! Es difícil contarlo sin caer en los mismos tópicos. Imagino que a todos nos debe de asombrar saber que un día fuimos una única célula, ese cigoto resultante de la unión de dos gametos, una célula masculina y otra femenina, y cómo, en ese mismo instante, en vez de crearnos a nosotros, pudo haberse concebido otro ser humano con una combinación de genes totalmente diferente y absolutamente aleatoria.

La verdad es que, visto desde fuera, ese primer encuentro y fusión celular parece tan desigual como improbable. El óvulo, único y gigantesco, frente a los millones (¡250 o más!) de espermatozoides diminutos que se estima que salen en cada eyaculación y de los cuales solo uno consigue alcanzar esa meta. Un milagro en términos de probabilidad que garantiza que cada ser humano sea único e irrepetible. Y, al mismo tiempo, un fenómeno de lo más frecuente y cotidiano; así viene siendo nuestra reproducción desde tiempos inmemoriales.

Parece inevitable que nos embargue cierta grandilocuencia cuando describimos nuestro remoto origen celular, pero, además de la grandiosidad o la fascinación, el relato tiene otros condicionantes. La narrativa clásica de la reproducción humana no es ajena al contexto cultural. El relato de la fecundación, hasta hace poco tiempo, era el de la épica competición patriarcal, el viaje del héroe masculino en pos de una batalla en la que un bravo espermatozoide luchaba por superar a sus contrincantes en destreza, rapidez y fuerza —incluso belleza— hasta que lograba entrar —¡penetrar!— en el óvulo. Sin embargo, los hallazgos científicos se están inclinando, curiosamente, por otro tipo relato, uno en el que la cooperación, y no tanto la competición, imperaría en ese proceso. Pero retrocedamos un poco para comprender mejor la concepción, ese encuentro definitivo entre dos células tan distintas como complementarias.

Los humanos compartimos con las algas, los hongos, las plantas y todo el reino animal una reproducción sexual inventada hace más de mil millones de años por algunos protozoos. Esta se basa en la creación de una célula muy original llamada «cigoto», partiendo de dos células previas llamadas «gametos», que reciben la mitad de sus genes de cada uno de sus progenitores, más conocidos como «gameto masculino» y «gameto femenino». El proceso clave en todo esto es la meiosis, una peculiar división celular inventada hace unos mil doscientos millones de años, que permite que acontezca esa combinación aleatoria de la mitad de los genes de la parte masculina con la mitad de los genes de la femenina, garantizando así que la nueva célula creada sea absolutamente novedosa y diferente a cualquier otra de su especie que le haya precedido. Esa es la razón por la cual tanto el espermatozoide como el óvulo sean las únicas células del cuerpo humano que, en vez de 46 cromosomas, solo tienen la mitad, 23.

Todo lo que tiene que ver con la fertilidad en la Tierra es un desparrame de abundancia, un glorioso despilfarro. Cada primavera, millones de semillas invaden la atmósfera y cubren la biosfera. El mismo o parecido baile acontece en miles de lugares con distintas melodías e intérpretes: los abejorros van de flor en flor polinizando y fecundando, pero también los árboles, los arrecifes de coral, los insectos o las aves se visten de gala para lograr descendencia. La reproducción sexual ha facilitado y promovido la extraordinaria diversidad de la belleza en el reino vegetal y animal. Pero no solo las flores son una estrategia orientada a la reproducción sexual; con el fin del apareamiento o la cópula, entre los animales se han desarrollado plumas, bailes, cantos y vestidos de los más diversos colores y formas, un enorme repertorio de conductas en todas las especies para reproducirse creando nuevos individuos muy semejantes a sus progenitores, pero genéticamente únicos. El galanteo entre machos y hembras es casi siempre un artístico despliegue. Y todo ello con una única finalidad: que la vida siga, se reproduzca, teniendo la diversidad como una prioridad estratégica para la supervivencia.

En la naturaleza, las semillas tienen dos funciones. Portan el código secreto que permitirá la reproducción, por ejemplo, de un árbol a partir de una bellota, pero también son fuente de alimento; la mejor muestra son las frutas y los frutos en todas sus formas. En nuestra especie, el equivalente a las simientes femeninas, los óvulos, son ridículamente escasas comparadas con las simientes masculinas o espermatozoides, pero inmensamente más voluminosas y ancianas.

El óvulo es la célula más grande del cuerpo humano, doscientas veces mayor que el espermatozoide, y esto es así porque aporta los recursos iniciales para el desarrollo del embrión. La historia de cada óvulo es muy antigua: abarca tres generaciones. Todos los óvulos que tiene cada mujer se crearon cuando estaba gestándose en el vientre de su madre. Es decir, el óvulo del que venimos cada uno de nosotros se creó en forma de ovocito (precursor juvenil del óvulo) cuando nuestra madre aún crecía en el vientre de nuestra abuela materna. Una parte de todos nosotros, algo así como la mitad de nuestra primera célula, que luego se imprimió en todas las demás, estuvo contenida en nuestra abuela. ¿Qué información se transmitirá ahí a nivel celular? Los estudiosos de la transmisión intergeneracional del trauma señalan que parte del pesado efecto que dejan traumas como el holocausto en la salud de los descendientes de los supervivientes tiene que ver con este mecanismo celular y epigenético.[1]

Por el contrario, la vida e historia de los espermatozoides es mucho más breve: se empiezan a producir cuando los varones llegan a la pubertad y apenas tardan unos tres meses en fabricarse. Los hombres siguen fabricando espermatozoides de manera continua hasta el final de sus vidas. Y, cuando salen fuera de ellos, su supervivencia quintuplica a la del óvulo: pueden vivir hasta cinco días una vez que atraviesan el cuello del útero, mientras que el óvulo apenas vive un día desde que es liberado en ese proceso conocido como «ovulación».

Ojalá todas las niñas aprendieran bien lo que significa ovular antes de la llegada de su menarquia. No solo saber lo que es la ovulación, sino también aprender a reconocer todos los cambios que se dan en nuestro cuerpo y psique relacionados con cada fase de nuestra vida fértil. Se solía contar en las escuelas algo así como que el ciclo menstrual dura 28 días, más o menos, y que

1. Yehuda, R. y A. Lehrner, «Intergenerational Transmission of Trauma Effects: Putative Role of Epigenetic Mechanisms», *World Psychiatry*, 17(3), 2018, pp. 243-257.

en torno al día 14, liberamos del ovario un óvulo ya maduro que, durante un día, estará disponible para la fecundación y que, dos semanas después, si no ha habido fecundación, menstruamos. Lo del día 14 es solo una estimación, algo tan inexacto como sería decir que las hembras humanas medimos un metro sesenta y cinco. Nuestros ciclos tienen una duración bastante variable,[2] pero esa variación se debe sobre todo a la primera mitad del ciclo, la llamada «fase folicular»; ahí radica la variabilidad. En esa primera fase, el útero se prepara por si tiene que acoger a un embrión, revistiendo sus paredes de un mullido cojín sanguíneo. Una vez acontece la ovulación, le sigue la «fase lútea», cuya duración sí es bastante similar en todas las mujeres, unas dos semanas desde que se ovula hasta que llega la menstruación, si el óvulo no ha sido fecundado. Tampoco se suele explicar nuestra preciosa naturaleza cíclica, que vertebra nuestra vida fértil y que está orquestada por las hormonas que fluyen en cada fase del ciclo menstrual. Desde la menarquia (primera regla, el periodo que la rodea es la pubertad) hasta la menopausia (última menstruación, el periodo que la rodea es el climaterio), solemos ovular cada

2. Bull, J. R.; S. P. Rowland; E. B. Scherwitzl; R. Scherwitzl; K. G. Danielsson y J. Harper, «Real-World Menstrual Cycle Characteristics of More than 600,000 Menstrual Cycles», *NPJ Digital Medicine*, vol. 2, 2019, p. 83.

mes: nuestro útero se prepara y reviste para acoger al embrión si ha acontecido la fecundación y, si no la hay, desprende el nido preparado en forma de sangre menstrual. Pero esa ciclicidad no solo se manifiesta en nuestros ovarios, útero y mamas; también afecta a nuestra manera de sentir y percibir el entorno, incluso a nuestra forma de relacionarnos.

Algunas mujeres saben el momento exacto en el que ovulan, mientras que otras nunca lo han llegado a identificar, pese a que es algo que, con un poco de introspección, observación y paciencia, se puede aprender perfectamente. En el instante en el que ovulamos, podemos sentir físicamente un pinchazo o un dolor abdominal, acompañado o no de hinchazón del vientre durante esas horas. También se da un aumento de nuestra temperatura corporal, hay cambios en el moco cervical y los senos suelen estar más sensibles. Lo más interesante y casi desconocido, a mi modo de ver, son esos cambios a nivel psicológico que acompañan todo este proceso orientado a la reproducción humana.

La psiquiatra estadounidense de origen austriaco Therese Benedek, allá por los años cuarenta del siglo pasado, fue la primera en investigar eso que ahora llamamos «nuestra naturaleza cíclica»: la manera en la que cambia nuestro ánimo, nuestra energía y nuestros deseos a lo largo del ciclo menstrual. Benedek, junto con el endocrinólogo Rubenstein, investigó si el relato de las mujeres en la consulta de psicoterapia variaba según la fase del ciclo menstrual en la que se encontraran. Observó que, en el momento de la ovulación, incrementaba el deseo sexual y, en torno a ese día, las mujeres se mostraban más cariñosas, relajadas y receptivas al contacto.[3]

Mucho ha llovido desde entonces, pero, durante décadas, apenas se le prestó atención a este tema. Los estudios recientes muestran cómo las mujeres nos acercamos más o menos a algunos estímulos en función del momento del ciclo en el que nos hallemos, especialmente, a los estímulos sexuales.[4,5] Las activistas del ciclo menstrual, además de luchar para que la regla deje de ser motivo de vergüenza y ocultamiento, trabajan para que todos esos cambios sean motivo de celebración y un conocimiento que todas las mujeres podamos usar a nuestro favor. Sabiendo en qué fase del ciclo nos encontramos, podemos aprovechar mejor para hacer según qué cosas. Por ejem-

3 Benedek, T. y B. B. Rubenstein, «The Correlations Between Ovarian Activity and Psychodynamic Processes: I. The Ovulative Phase». *Psychosomatic Medicine*, 1(2), 1939, p. 245.

4. Li, D.; L. Zhang y X. Wang, «The Effect of Menstrual Cycle Phases on Approach–Avoidance Behaviors in Women: Evidence from Conscious and Unconscious Processes», *Brain Sciences*, 12(10), 2022, p. 1417.

5. Shirazi, T. N.; J. A. Bossio; D. A. Puts y M. L. Chivers, «Menstrual Cycle Phase Predicts Women's Hormonal Responses to Sexual Stimuli», *Hormones and Behavior*, 103, 2018, pp. 45-53.

plo, al inicio del ciclo, es posible que tengamos más energía para empezar o hacer avanzar proyectos; en la fase ovulatoria, solemos sentirnos más atractivas y seguras (lo cual sería muy útil para una entrevista de trabajo), y la irritabilidad de los días premenstruales nos facilita explorar a fondo todo aquello que nos molesta. La llegada de la menstruación tal vez sería el momento ideal para detenerse a escuchar el cuerpo y para la introspección y el descanso. Todo ese autoconocimiento, partiendo de la escucha del cuerpo, podría facilitarnos, asimismo, la concepción cuando la deseamos o evitarla mientras no queramos ser madres.

Con cada ovulación, un óvulo sale del ovario y pasa a la trompa de Falopio; mejor dicho, a la trompa de cada mujer, porque lo de poner a nuestras trompas el apellido de Gabriel Falopio, un anatomista y médico italiano del siglo XVI, es un ejemplo más de eponimia anatómica (cuando les dio por bautizar los descubrimientos anatómicos como si fueran geográficos, pero también todo un ejemplo de colonización de nuestros cuerpos). Prácticamente todas las partes del cuerpo que llevan el nombre de alguien pertenecen a médicos varones blancos; los más conocidos son la trompa de Eustaquio, el área de Broca, las glándulas de Bartolino, el ganglio de Gasser… ¡Hasta el famoso punto G lleva esa inicial por un hombre, el ginecólogo alemán Ernst Gräfenberg!

Los espermatozoides, contrariamente a los óvulos, son abundantísimos y fáciles de conseguir. Sin embargo, la espermarquia o primera eyaculación del varón está aún más invisibilizada que la menarquia, en parte, porque suele acontecer durante el sueño y muchos chicos ni siquiera saben precisar o recuerdan cuándo se ha iniciado. Se estima que puede pasar un año desde esa primera eyaculación hasta que el semen es fértil. Solo recientemente se ha empezado a hablar de la importancia de acompañar a los chicos en esa transición a la fertilidad de manera amorosa para que puedan vivir el inicio de su vida sexual de una manera consciente y cuidadosa consigo mismo y con los demás.

En esta transformación de la narrativa de la concepción cabe destacar que, como ya he comentado, los espermatozoides no compiten entre sí, sino que cooperan (antes se han habilitado para fecundar gracias a su paso por el moco cervical en las criptas del cuello uterino) y se ayudan mutuamente cuando nadan en equipo hacia el óvulo, que tampoco ha resultado ser una célula pasiva cual bella durmiente esperando al galán que la fecunde. Parece que, cuando por fin se encuentran y el óvulo se rodea de miles de espermatozoides, se inicia algo así como una «danza» que puede durar unas seis horas y tras la cual, por lo visto, es el óvulo el que elige al espermatozoide. La antropóloga Emily Martin ya demostró

en los años ochenta que, al narrar la reproducción humana, existe una tendencia a explicar que los óvulos son pasivos y el esperma, activo, o que la menstruación es algo
negativo (o una pérdida) y la eyaculación, en cambio,
algo positivo cargado de potencialidad, una visión que
ha sido criticada desde los movimientos feministas.[6]

Cuando por fin un espermatozoide penetra en el
óvulo, este libera rápidamente una sustancia que cierra
el paso al resto, lo que técnicamente se llama «bloquear
la poliespermia». Al parecer, la magia que existe cuando
se produce la fecundación no es solo una metáfora: justo
cuando el espermatozoide logra entrar en el óvulo, saltan
miles de millones de chispas de átomos de zinc, unos fue-
gos artificiales que se han podido ver y fotografiar.[7] El
óvulo aprovecha esa llegada para finalizar su maduración
y convertirse definitivamente en una célula adulta. Entonces, acontece algo así como el equivalente al desnudo
integral de las dos partes: ambas células deshacen su
membrana nuclear y los núcleos se encuentran frente a
frente. Poco después, sucede la fusión de los cromosomas
deshilachados de las dos células, los 23 de cada parte se

6. Lafuente-Funes, S., *Mercados reproductivos. Crisis, deseo y desigualdad*, Pamplona, Katakrak, 2021.
7. Duncan, F. E.; E. L. Que; N. Zhang; E. C. Feinberg; T. V. O'Halloran
y T. K. Woodruff, «The Zinc Spark Is an Inorganic Signature of Human
Egg Activation», *Scientific Reports*, 6(1), 2016, pp. 1-8.

unen con los 23 de la otra parte, sumando 46 cromosomas que se agruparán por parejas. Ya tenemos la célula
fundacional del siguiente ser humano: el fabuloso cigoto.

Ese mismo día, comienza la primera división celular
del cigoto que da comienzo a la vida embrionaria. Primero, se convierte en dos células; luego, son cuatro; más
tarde, dieciséis: toda una mórula (fantástica palabra, ¿no
os parece?). Se inicia entonces el viaje desde la trompa
hasta el útero, que tardará unos cuatro o cinco días en los
que la mórula se convertirá ya en todo un blastocisto
(pero, en serio, ¿quién inventó estos términos?). El caso
es que son los cilios (una especie de pelillos que recubren
el interior de las trompas uterinas) los que llevan al embrión recién creado hasta el lugar del útero donde se im-
plantará. El romántico título en inglés de este artículo
científico («Cilia Take the Egg on a Magic Carpet Ride»,[8]
me recuerda lo que decía Martin de cómo se romantiza el
relato de la fecundación: «Los cilios de las trompas llevan al huevo (esa mórula en transformación a blastocisto) cual alfombra mágica voladora hasta el útero», donde
acontecerá la anidación o implantación del embrión. En
ese trayecto por la trompa, comienza la comunicación

8. Suarez, S. S. y M. F. Wolfner, «Cilia Take the Egg on a Magic Carpet
Ride», *Proceedings of the National Academy of Sciences - PNAS*, 118(27),
2021, p. 1.

molecular del embrión con la madre.[9,10] En rarísimas ocasiones, el embrión se equivoca de camino y se implanta en la trompa o incluso fuera del útero; es lo que se conoce como embarazo ectópico, prácticamente siempre, inviable.

Precisamente ese momento, el de la anidación del embrión en el útero, es motivo de trifulca entre los que defienden el uso de métodos que impiden esa implantación argumentando que el embrión ya es una persona y, por lo tanto, consideran que impedirla es un método abortivo, y los que sostienen que la concepción acontece cuando el embrión se implanta en el útero y que, por lo tanto, impedirla no es un método abortivo sino anticonceptivo. Esta discusión tiene que ver con autorizar o no algunos métodos anticonceptivos o llamarlos abortivos, así que las palabras importan mucho, especialmente, en algunos contextos religiosos. Unos sostienen que la concepción acontece días más tarde que la fecundación, solo cuando el blastocisto anida en el útero, mientras que otros defienden que la concepción se da desde la fusión de las dos células y se crea el cigoto mediante la meiosis.

9. Kölle, S.; B. Hughes y H. Steele, «Early Embryo-Maternal Communication in the Oviduct: A review», *Molecular Reproduction and Development*, 87(6), 2020, pp. 650-662.
10. López Moratalla, N., «Communication Between Mother and Embryo or Foetus», *Cuadernos de bioética*, 20(70), 2009, pp. 303-315.

De ahí la distinción que hacen entre fecundación, como unión celular, y concepción, como creación de un ser humano.

Millones de años de evolución perfeccionaron la reproducción humana convirtiéndola en un sistema sumamente complejo y, sobre todo, placentero. Estamos diseñados para que copular, engendrar y reproducirnos sea una verdadera gozada. Si no fuera así, nos habríamos extinguido hace tiempo. La belleza humana (empezando por la de los bebés, que tanto enamoran a sus madres), el que las mujeres cuando ovulamos resultemos más sensuales o incluso el que nos atraiga la belleza misma desde bien temprano en nuestras vidas, todo está pensado para facilitar que se sostenga la reproducción y la vida continúe de forma bonita y placentera. Las intensas sacudidas que nos producen los orgasmos, tanto a los hombres como a las mujeres, son parte de ese diseño y facilitan ese encuentro celular que es la concepción.

Sin embargo, hay muchas personas que no desean reproducirse y otras muchas que no lo logran. ¿Qué papel cumple el deseo en todo esto? ¿De qué hablamos cuando expresamos nuestro deseo de ser madre o padre? ¿Qué es lo que se desea y de qué depende? Hay quien anhela ser madre o padre desde edades muy tempranas y hay quien lo rechaza toda la vida; igual que hay quien concibe sin buscarlo ni desearlo y quien no lo logra pese a dedicarle una enorme inversión de energía, tiempo y dinero. Se puede desear cuidar a tiempo completo una personita durante los primeros años de vida o se puede desear hacerse una foto con el bebé del que poder presumir, pero al que apenas se va a atender. Otras veces, se desea un cambio de vida, como escribió la premio Nobel Annie Ernaux sobre la decisión de quedarse embarazada por segunda vez: «Ya no podía concebir ninguna otra manera de cambiar mi vida que teniendo un hijo. Nunca volveré a caer tan bajo».[11]

A veces, el deseo de tener un bebé es, en realidad, el afán de salvar una relación de pareja que ya no funciona (en francés, a esto se denomina el «bebé reparación», un escenario bastante complicado). También puede cambiar mucho el deseo de un primer hijo con el de los siguientes. A veces, se desea un bebé varón y, otras, un bebé niña, y transitar la decepción cuando no se cumple el sueño puede requerir un tiempo importante. Probablemente, el querer no ser madre o padre tenga mucho que ver con lo que vivimos en nuestra infancia: si se sufrió maltrato o abandono, es más probable que no exista deseo de reproducirse, al menos, conscientemente, por-

11. Ernaux, A., *La mujer helada*, Madrid, Cabaret Voltaire, 2015.

que se intuya que criar a un bebé reactivará todo aquel dolor.

El tema del deseo materno y el paterno es de los más controvertidos, complejos y menos comprendidos en nuestra especie, seguramente, porque el impulso biológico se ve muy afectado tanto por la cultura como por la propia historia evolutiva y relacional. ¿Somos realmente libres para decidir cuándo, cómo o con quién tenemos hijos?, se pregunta Diana Oliver en su libro *Maternidades precarias*, para luego aportar el dato de que España es uno de los países europeos con mayor brecha entre el número medio de hijos deseados y el de los que realmente se tienen. Concluye Oliver: «Es el ritmo social y económico el que dirige con su batuta cuándo y cómo tenemos hijos».[12] La economista Amaia Pérez Orozco señala en el prólogo del libro de Sara Lafuente *Mercados reproductivos. Crisis, deseo y desigualdad*: «Quizás, los feminismos deberíamos preguntarnos cuánta responsabilidad tenemos en haber instalado un discurso que ha llevado a muchas a negar el deseo de maternidad hasta que este estalla tarde y solitario».[13]

Las mujeres sentimos que escapamos al destino de la maternidad como imposición, especialmente, desde que, a

12. Oliver, D., *Maternidades precarias*, Barcelona, Arpa & Alfil Editores, 2022.
13. Lafuente-Funes, S., *Mercados reproductivos. Crisis, deseo y desigualdad*, Pamplona, Katakrak, 2021.

mediados del siglo pasado, accedimos a los métodos anticonceptivos orales (ACO), más conocidos como «la píldora». Parecía toda una liberación. ¡Cuánto cambiaron
las relaciones íntimas con la llegada de esa píldora! Bási-
camente, se terminó de desligar la sexualidad de la reproducción. Tardamos en darnos cuenta de que los ACO
tienen importantes efectos adversos y de que el hecho de
que solo se haya comercializado la píldora para las mujeres refleja toda una manera de entender la sexualidad que
encierra una enorme trampa para nuestra salud. De hecho, la píldora masculina se desechó enseguida por sus
efectos adversos, al parecer, mucho más leves de los que
tienen los anticonceptivos (hormonales u otros como los
DIU) para las mujeres, y a que ellos son fértiles todos
los días y nosotras apenas unos pocos días en todo el
año.[14] Pese a ello, en la actualidad, hay una legión de mujeres jóvenes que toman ACO desconociendo los efectos
secundarios. Parece que fuera una ventaja vivir sin la regla y estar siempre disponible para la penetración sin
riesgo de embarazo, pese al riesgo de enfermedades de
transmisión sexual. Sin embargo, la píldora tiene bastantes riesgos, entre otros, el aumento de peso o la depresión, y los más graves están relacionados con el aumento

---

14. Valls Llobet, C., *Mujeres invisibles para la medicina*, Barcelona,
Capitán Swing, 2020.

de riesgo de trombosis, ictus o infartos, sobre todo en mujeres fumadoras o con otros factores de riesgo añadidos.

Más allá de las posibles consecuencias para la salud, es llamativo hasta qué punto nos desconecta de nuestros ciclos y del conocimiento intuitivo. No debería sorprendernos saber que la píldora reduce la libido o el deseo sexual, ya que se basa en administrar microdosis de hormonas que impiden la ovulación.[15,16] Pero el impacto en la fertilidad femenina va más allá y es invisible: anula nuestra capacidad de discriminar por el olfato a los hombres con los que tenemos más probabilidad de reproducirnos. Por lo visto, las mujeres (heterosexuales) nos sentimos naturalmente atraídas por los hombres que tienen más diferencias en lugar de similitudes con nuestro sistema de histocompatibilidad (qué curioso, como si, de esta forma, la naturaleza promoviera una mayor diversidad en la reproducción humana). El caso es que, aunque no lo sepamos, somos capaces de detectar por el olor y por

15. Malmborg, A.; E. Persson; J. Brynhildsen y M. Hammar, «Hormonal Contraception and Sexual Desire: A Questionnaire-Based Study of Young Swedish Women», *The European Journal of Contraception & Reproductive Health Care*, 21(2), 2016, pp. 158-167.

16. Both, S.; M. Lew-Starowicz; M. Luria; G. Sartorius; E. Maseroli; F. Tripodi; L. Lowenstein; R. E. Nappi; G. Corona; Y. Reisman y L. Vignozzi, «Hormonal Contraception and Female Sexuality: Position Statements from the European Society of Sexual Medicine (ESSM)», *The Journal of Sexual Medicine*, 16(11), 2019, pp. 1681-1695.

el beso: nos atraen más los hombres con los que tenemos más posibilidades de reproducirnos. Esta capacidad de discriminar se pierde al tomar la píldora anticonceptiva.[17] Es probable que muchas mujeres, mientras tomaban la píldora, se hayan enamorado y emparejado con un hombre del que no van a poder quedarse embarazadas; alguien que, de no estar ingiriéndola, no les hubiera resultado sexualmente atractivo. Esto tal vez explique por qué algunas mujeres, tras romper con una pareja con la que llevaban años intentando concebir, se queden embarazadas poco tiempo después de un hombre al que han conocido sin estar tomando ACO.

El impacto de la píldora en la fertilidad puede ser persistente. Desde que se deja de tomar, se pueden tardar meses o hasta un año en recuperar la fecundidad, lo cual, a ciertas edades, supone un problema añadido. Porque con la fantasía de que podemos perpetuar nuestro aspecto juvenil externo estamos olvidando —o negando— que una de las facultades que antes declina con la edad es la fertilidad, especialmente, la de las mujeres. El reloj biológico existe: nuestra fertilidad empieza a menguar a partir de los treinta años y el declive se acelera más a partir

17. Roberts, S. C.; L. M. Gosling; V. Carter y M. Petrie, «MHC-Correlated Odour Preferences in Humans and the Use of Oral Contraceptives», *Proceedings of the Royal Society B: Biological Sciences*, 275(1652), 2008, pp. 2715-2722.

de los treinta y cinco. Por eso, el retraso de la edad para intentar concebir es la primera causa de infertilidad femenina.

¿Qué pasa cuando no se puede cumplir el deseo de ser madre o padre, bien por esterilidad (incapacidad de concebir) o por infertilidad (incapacidad de llevar a término el embarazo), bien por no tener pareja o por tenerla del mismo sexo? La Organización Mundial de la Salud (OMS) no hace distinción entre ambos conceptos: «La esterilidad o infertilidad es un trastorno del aparato reproductor (masculino o femenino) consistente en la incapacidad para lograr el embarazo después de doce meses o más de relaciones sexuales regulares sin protección». Los datos más recientes de la OMS (2023) señalan que, aproximadamente, una de cada seis personas (17,5 por ciento) en el mundo lo sufre, unos 48 millones de parejas y unos 186 millones de personas.[18]

En una mayoría de los casos, habrá una causa física. Se estima que, en un tercio, el origen radica en la mujer; en otro tercio, en el hombre; en uno de cada diez, en ambos, y en el resto, la causa se desconoce. La edad, ya mencionada, es la causa principal: así como la fertilidad femenina decae exponencialmente a partir de los treinta y cinco, a

18. World Health Organization, <https://www.who.int/es/news-room/fact-sheets/detail/infertility>.

la masculina le ocurre otro tanto, pero de forma mucho más paulatina. Otro de los motivos más comunes de infertilidad son los llamados «tóxicos ambientales», es decir, la exposición a sustancias tóxicas a través de la respiración (el humo del tabaco o de los automóviles especialmente), la alimentación (los pesticidas, los plásticos y otros derivados presentes en muchos de los utensilios que usamos cotidianamente), la piel o una suma de todos ellos. Los «disruptores endocrinos» en concreto son sustancias presentes en plásticos y diversos utensilios de uso habitual que alteran el equilibrio hormonal y que se pueden acumular en la grasa corporal durante años. Su efecto es diferente en varones y en hembras; de hecho, algunos de los casos de infertilidad masculina se deben a los tóxicos a los que el hombre estuvo expuesto durante su vida intrauterina. Como señala la periodista Esther Vivas, hay un paralelismo entre los problemas crecientes de fertilidad y la crisis ecológica global.[19]

Querer concebir, desear ser madre o padre y no lograrlo probablemente sea de los procesos vitales más dolorosos y frustrantes a los que se enfrentan las personas. Tanto mujeres como hombres experimentan pérdida de identidad y sentimientos de incompetencia, de sentirse

19. Vivas, E., *Mamá desobediente: Una mirada feminista a la maternidad*, Barcelona, Capitán Swing, 2019.

incompletos o incluso defectuosos cuando no logran concebir como, con quien y cuando desean. El proceso puede ser tan estresante como el cáncer.

En torno a la dificultad o la imposibilidad de materializar ese deseo, ha crecido una de las industrias más boyantes del mundo actual: la reproducción asistida. El negocio es tan enorme como imparable y global (en 2022, se estimó a nivel mundial en más de 35.000 millones de dólares). Además de las personas infértiles o estériles, están recurriendo a ella muchísimas que, aun siendo fértiles, o bien no tienen pareja, o bien la tienen del mismo sexo; es el caso de las autodenominadas «madres solteras por elección» y de las parejas homosexuales.

No obstante, el crecimiento exponencial de la reproducción asistida no ha ido acompañado de una reflexión social y ética paralela sobre qué consideramos aceptable o dónde están los límites en la consecución de ese deseo. Pareciera como si la única ley en un mundo globalizado fuera la del mercado, el de la oferta y la demanda, puesto que las personas adineradas viajan de un país a otro para conseguir lo que en el suyo no está permitido. Cada vez se «deslocaliza» más la producción global de óvulos, semen y embriones, mientras la industria vende el mensaje de que siempre es posible ver cumplido ese deseo. La realidad, sin embargo, dista enormemente de lo que publicitan las clínicas de fertilidad, pues menos de la mitad de los tratamientos de reproducción asistida concluyen con un bebé en brazos de su madre. Entre otras muchas cosas, tenemos que hablar de conceptos como la «explotación reproductiva», una forma más de violencia contra las mujeres pobres. Tampoco se acompaña el duelo de la no maternidad y, menos aún, el de la no paternidad, porque hacer ese proceso significa, entre otras cosas, dar carpetazo a los intentos sucesivos de reproducción asistida que tantísimo desgaste producen (no solo económico, también tienen un altísimo coste emocional: muchas mujeres suman y encadenan múltiples pérdidas gestacionales muy tempranas —a veces llamadas «abortos bioquímicos»— antes de tirar la toalla). A la industria le es más rentable seguir alimentando la fantasía de que «si se quiere, se puede», sin visibilizar el enorme desgaste emocional, los riesgos para la salud y el gran coste económico de buena parte de los tratamientos fallidos.

Todo el proceso de la reproducción asistida suele ser durísimo, incluso cuando se obtiene el deseado bebé. Mientras todos esos duelos sean invisibles, muchas personas no podrán transitarlos de forma sana ni recibir el apoyo que necesitan; por eso, me parece importantísima la labor de personas como la matrona Gloria Labay, quien, partiendo de su propia experiencia, creó la comunidad «La vida sin hijos» para poder ayudar a otras mujeres en su duelo por la no maternidad. Gloria les dice: «El mundo necesita amor, no solo amor maternal»[20] en un intento de favorecer que todo ese deseo de dar amor y cuidados se pueda materializar o canalizar de otras maneras.

El nacimiento de Louise Joy Brown en 1978 fue considerado todo un acontecimiento mundial, ya que fue la primera bebé nacida de un cigoto proveniente de una fecundación realizada en un laboratorio (o *in vitro*, FIV). Se le llamó «bebé probeta». La primera división de aquel embrión fue contemplada en el microscopio del laboratorio británico por una enfermera, Jean Purdy, aunque luego el mérito se haya atribuido exclusivamente a dos hombres: el biólogo Robert Edwards y el ginecólogo Patrick Steptoe. Los tres —Edwards, Purdy y Steptoe— llevaban una década entera investigando cómo obtener óvulos y fecundarlos fuera del cuerpo materno para luego introducir el embrión en el útero. Lesley, la madre de Louise, sufría obstrucción de las trompas y había ido al médico por la depresión que, según contó Louise en sus memorias, le causaba «la incapacidad de ser madre».[21]

20. «Soy la matrona de las mujeres sin hijos», <https://elpais.com/sociedad/2022-02-25/soy-la-matrona-de-lasmujeres-sin-hijos.html>.

21. «Tengo dos identidades, la mía y la de la bebé probeta»,<https://www.elmundo.es/ciencia-y-salud/ciencia/2018/07/25/5b5755f522601d87708b4600.html>.

El primer y gran hito de la reproducción asistida también marcó la tendencia a la medicalización máxima de los embarazos y nacimientos de los bebés así concebidos. Louise nació por cesárea, sin otra indicación que la de haber sido concebida *in vitro*, pauta que se suele llamar «feto valioso» y que refleja una percepción de la cesárea como una manera más segura de llegar al mundo cuando no lo es. Esta apreciación ha persistido hasta nuestros días: se hacen muchísimas cesáreas innecesarias solo porque el bebé fue concebido por reproducción asistida (cuando la forma en que acontece la concepción, en realidad, no debería interferir para nada en cómo dar a luz una vez que el embarazo ha llegado a su término si el óvulo proviene de la gestante).

Louise fue una bebé sana; la sometieron a más de sesenta pruebas nada más nacer para comprobarlo. Sana, separada de su madre en cuanto dio a luz y sin lactancia, podemos añadir hoy, lo que probablemente le haya generado algunos problemas de salud. Su segundo nombre es Joy (alegría), propuesto a sugerencia (¿o petición?) de los médicos. Los dos primeros años de su vida, los padres de Louise viajaron para mostrar a la bebé por todo el mundo; seguramente, era su manera de expresar lo agradecidos que estaban, hasta que se hartaron y decidieron apartar a la niña de los focos. En 1982, Louise tuvo una hermana, también concebida *in vitro*. La foto de los tres pioneros con Louise en brazos hizo historia, pero tampoco parece casual que de Jean Purdy se dijera que era «la comadrona», ni que su aportación en la investigación, tan relevante como la de los dos varones del equipo, se viera minimizada en los medios y los premios. Purdy falleció en 1989 y, en 2010, Edwards ganó el Premio Nobel.

Desde entonces, han nacido más de doce millones de personas concebidas *in vitro* (el dato es de 2019[22] y sigue en imparable aumento) y, en todo este tiempo, el proceso ha evolucionado y mejorado. Con todo, sigue siendo necesario madurar los ovocitos mediante la inyección de hormonas que también estimulan la ovulación, extraer esos óvulos (inicialmente se hacía por laparoscopia; en la actualidad, por punción seguida de aspiración) y fecundarlos *in vitro*. Las tasas de éxito en la fecundación han mejorado con la inyección intracitoplasmática de espermatozoide (más conocida por sus siglas en inglés, ICSI), sobre todo, cuando la causa de infertilidad es masculina. Pero aún se oculta que menos de la mitad de todas las FIV terminan con un bebé sano y que muchas parejas van a ir sumando varias pérdidas muy tempranas de bebés altísimamente deseados.

22. Focus on Reproduction, <https://www.focusonreproduction.eu/article/ESHRE-News-COP23_adamson>.

Obtener espermatozoides es relativamente sencillo si lo comparamos con lo que cuesta lograr óvulos fértiles. Basta con que un hombre eyacule para recoger el semen, que puede tener hasta trescientos millones de espermatozoides. Aunque sea sencillo, no deja de ser frío, y hay hombres que reclaman la posibilidad de realizar el procedimiento en las clínicas de manera respetuosa y acompañados de su pareja. Para los donantes, la «recompensa» oscila entre treinta y cincuenta euros por donación, y como lo habitual son veinticinco donaciones, se pueden obtener fácilmente unos 1.250 euros. Los límites tampoco están muy claros y cambian de una región a otra, más aun entre países, así que hay hombres que pueden tener un número ilimitado de descendientes.

La obtención de óvulos es más delicada y tiene importantes riesgos para la salud, aunque, ¡oh, sorpresa!, estos se suelen minimizar o casi casi ocultar. Basta con *googlear* «riesgos de la ovodonación» para que el motor de búsqueda te redirija a numerosas webs publicitarias de clínicas de fertilidad pensadas para potenciales donantes de óvulos, donde se dicen cosas tan engañosas como:

Los riesgos suelen ser leves y poco frecuentes, van desde efectos secundarios de la estimulación ovárica, como náuseas, vómitos, molestias o cambios de humor, hasta infecciones leves o sangrado como consecuencia de la aspiración folicular. Si estás pensando donar óvulos, los malestares de la ovodonación pueden evitarse y tratarse rápidamente, ya que tendrás un monitoreo constante de los médicos durante todo el proceso.

Efectivamente, por un lado, están los riesgos derivados de la estimulación ovárica, es decir, del tratamiento hormonal que se administra para madurar los ovocitos y liberarlos, que además de ser bastante similares a un síndrome premenstrual, también conllevan el riesgo de sufrir un síndrome de hiperestimulación ovárica (SHO), una complicación bastante severa y dolorosa. El SHO grave ocurre en el 0,5-2 por ciento de los ciclos de FIV y, el moderado, en un 3-6 por ciento.[23] A esto hay que sumar los problemas a largo plazo de los mismos tratamientos hormonales, que pueden aumentar la probabilidad de padecer cáncer de ovario.[24] Cada aspiración implica el riesgo de dañar las trompas de la donante o de que se creen adherencias intraabdominales, lo que

23. El Tokhy, O.; J. Kopeika y T. El-Toukhy, «An Update on the Prevention of Ovarian Hyperstimulation Syndrome», *Women's Health (London, England)*, 12(5), 2016, pp. 496-503.
24. Rizzuto, I.; R. F. Behrens, y L. A. Smith, «Risk of Ovarian Cancer in Women Treated with Ovarian Stimulating Drugs for Infertility», *The Cochrane Database of Systematic Reviews*, 6(6), 2019.

aumenta la posibilidad de tener en el futuro un embarazo ectópico y —tremenda paradoja— esterilidad. Tras la extracción de óvulos, los ovarios pueden tardar entre seis y ocho semanas en recuperar su tamaño normal.

La asociación canadiense We Are Egg Donors, Nosotras somos donantes de óvulos, está haciendo un esfuerzo importante por nombrar y visibilizar todas esas consecuencias y efectos secundarios de los que nadie les advirtió. Los testimonios que están recogiendo muestran el daño y el sufrimiento que genera, en muchos casos, la ovodonación.

En la última década, España se ha convertido en la meca europea y tal vez mundial de la donación de óvulos gracias a una legislación absolutamente permisiva. Es un negocio enorme, pero apenas se habla en los medios de todo lo que implica y esconde. La periodista catalana Júlia Bacardit investigó las experiencias de las donantes de óvulos en Cataluña y las publicó en su libro *El precio de ser madre*. En él revela los abusos de la industria, que se lucra a costa de la precariedad de mujeres jóvenes y el deseo de mujeres o parejas que han retrasado la búsqueda del embarazo.

La paradoja actual es que haya tantas mujeres jóvenes vendiendo sus óvulos como una precaria forma de vida (cada donación conlleva una recompensa que suele rondar los mil euros), exponiéndose a riesgos importantes para su salud y su fertilidad, a la vez que muchísimas mujeres jóvenes que desean ser madres ni se plantean intentarlo antes de los treinta y muchos, entre otras cosas, por la precariedad laboral y la imposibilidad de acceder a una vivienda.[25] Las jóvenes pueden vender sus óvulos, pero no ser madres; las mayores pueden gastarse una fortuna en intentar ser madres con esos mismos óvulos de las jóvenes y, mientras tanto, tenemos una de las tasas de natalidad más bajas del mundo y mucha frustración por la dificultad en formar una familia a cualquier edad.

A partir de los años ochenta, surgió la posibilidad de congelar los embriones tras la FIV, sobre todo porque se creaban más embriones en cada ciclo de los que parecía razonable implantar, y eso que al principio se llegaron a insertar hasta ocho embriones de forma simultánea en un mismo útero, asumiendo que la mayoría no prosperaría, aunque luego no siempre fuera así y hubiera algunos casos célebres de embarazos múltiples con más de cinco y seis bebés, ¡hasta ocho! Se comenzó entonces a «reducir» (eufemismo, por no decir «abortar») y luego a prevenir esos embarazos múltiples, entre otros motivos, por el enorme gasto que conllevaban los cuidados de esos bebés que solían ser muy prematuros.

25. Lafuente-Funes, S., *Mercados reproductivos. Crisis, deseo y desigualdad*, Pamplona, Katakrak, 2021.

En la actualidad, se congelan en torno al 60 por ciento de los embriones logrados por FIV y tan solo un 40 por ciento se implantan tras ser concebidos.[26] Casi todos esos embriones se congelan, en teoría por si la madre o la pareja desean tener más hijos en un futuro que sean hermanos biológicos del primero, pero la mayoría no sigue ese destino. Según la legislación vigente en España, los embriones no se pueden destruir, lo cual ha generado otra problemática: ¿qué hacer con ellos? Se pueden donar, para que los «adopten» otras mujeres o parejas, o se pueden usar para la investigación. Resulta muy difícil saber cuántos embriones congelados hay a nivel mundial. Un dato pionero fue la revelación de que, en España, había más de sesenta mil, aunque más tarde se publicó que, en realidad, son 376.445 embriones congelados,[27] de los cuales, sesenta mil están «abandonados»[28] por no cumplir los requisitos para ser donados, porque sus dueños han dejado de pagar a las clínicas por mantenerlos congelados o porque están ilocalizables, así que se hallan en un limbo incómodo para las clínicas, que tienen que

26. «*Spain accumulates more than 60,000 frozen embryos that are abandoned but cannot be destroyed*», <https://oneofus.eu/es/spain-accumulates-more-than-60000-frozen-embryos-that-are-abandoned-but-cannot-be-destroyed/>.
27. <https://elpais.com/diario/1998/01/26/sociedad/885769209_850215.html>.
28. «España acumula más de 60.000 embriones congelados que están abandonados pero no se pueden destruir», <https://www.elmundo.es/espana/2022/05/02/626c3dbc21efa0a61d8b45dd.html>.

seguir manteniéndolos congelados, pero no pueden destruirlos ni destinarlos a la investigación.

Es curioso cómo aquí se utiliza el concepto «adopción de embriones», cuando, sin embargo, no se pasa ninguno de los trámites que son requisitos indispensables para la adopción, destinados a garantizar que se respeten las necesidades del menor en cuestión. En España, a diferencia de otros países europeos, se permite crear muchos más embriones de los mínimos necesarios, así que luego hay un exceso que permite que las clínicas aumenten sus ingresos con esos embriones ya creados (las receptoras no pagan por los embriones, pero sí por todo el tratamiento asociado y necesario). Los embriones se mantienen durante años a −179 °C y se puede optar a usarlos años o incluso décadas después de que hayan nacido sus hermanos. Cada vez es mayor la dimensión del problema. Mientras tanto, se empiezan a producir los primeros embarazos en mujeres que han recibido un trasplante de útero.

Según la socióloga Sara Lafuente, la industria de la reproducción asistida reproduce, a su vez, las normas sociales y culturales que rodean la reproducción y, de un modo más amplio, la visión de la familia o el lugar en el que se coloca a la mujer. Un buen ejemplo es lo que sucede en la reproducción asistida con el factor masculino: el cuerpo tratado es el de las mujeres, tanto para resolver dificultades femeninas como masculinas. En el texto «Cunita de mamá, semillita de papá», Lafuente explica cómo se hace un mayor esfuerzo para garantizar que el embrión resultante mantenga la herencia genética del padre y no la de la madre: el espermatozoide es asistido para garantizar su función reproductiva; los óvulos, sin embargo, se intervienen o intercambian para garantizar la viabilidad o del espermatozoide o del embrión, pero no necesariamente de sí mismos, ya que no hay todavía técnicas que mejoren la calidad de los ovocitos. El valor individualizado que se concede al esperma (no tanto a cada uno de los espermatozoides, pero sí a su pertenencia a un padre potencial) se otorga de forma colectiva a los óvulos, que no importan tanto si son individualizados (vinculados genéticamente a una potencial madre) mientras posibiliten la individualidad genética masculina y la individualidad del embrión.[29] En resumen, resulta ser mucho más importante asegurar que el futuro bebé lleve los genes del padre que los de la madre, todo un síntoma patriarcal.[30]

29. Lafuente-Funes, S., «La reproducción asistida en el contexto español: La ovodonación como motor de un modelo de negocio heteronormativo», *Política y Sociedad (Madrid, Spain)*, 56(3), 2019, pp. 645-667.
30. Katz Rothman, B., «The Legacy of Patriarchy as Context for Surrogacy: Or Why Are We Quibbling Over This?», *The American Journal of Bioethics: AJOB*, 14(5), 2014, pp. 36-37.

Más allá de los problemas para la salud de las donantes de óvulos y de cómo es gestar, parir y criar un bebé proveniente de un óvulo, semen o un gameto donado, hay un problema muy grande que atraviesa la reproducción asistida y que apenas se ha tenido en cuenta: la identidad de las personas así concebidas cuando provienen de óvulos o espermatozoides de donantes anónimos.

El tema identitario es de tal complejidad que requiere, entre otras cosas, de toda una terminología que, como bien sabemos, nunca es trivial. En inglés, ya se han acuñado términos que rápidamente saltan al español: *third party reproduction* o «reproducción con terceras partes», *collaborative baby making* o «hacer bebés de manera colaborativa» (*sic*), *intended parents* o «padres intencionales», *gestational carrier* o «portadoras gestacionales» (uf), «donantes» de semen, de óvulos, etc. Los anglicismos son muy frecuentes. También se habla de «cuerpos gestantes» y de «madre no gestante» (Glosario OMS, 2010).[31]

En este lenguaje de la reproducción asistida, cómo se nombran los procesos y se construye el relato o, dicho de otro modo, la narrativa, es importantísimo. Del eufemismo de llamarlo «donación» (que casi nunca lo es) he-

---

31. Glosario de Terminología de Reproducción Asistida (TRA), <https://cnrha.sanidad.gob.es/documentacion/bioetica/pdf/Tecnicas_Reproduccion_Asistida_TRA.pdf>.

mos pasado al debate sobre las llamadas «gramáticas del parentesco», que profundizan en la dificultad de nombrar vínculos creados mediante el uso de la reproducción asistida.

Para Gunnarsson, las «gramáticas de parentesco» son

> los principios que gobiernan cómo se hacen, deshacen y rehacen los lazos del parentesco en diversos contextos, articulando así lo que el parentesco «es» en un contexto específico (por ejemplo, nacional) o de dominio (por ejemplo, legal, familiar)... Qué gramáticas de parentesco son aplicadas en un contexto relacional específico tiene consecuencias significativas no solo por cómo podríamos sentirnos o tratarnos unos a otros, sino también por nuestros derechos y responsabilidades legales, incluido el derecho o la responsabilidad de ser atendidos y provistos, y de quién podemos heredar cuando mueran.[32]

Las investigadoras españolas María Rivas y Rosa Frasquet explican cómo se cambia una concepción biogenética del parentesco por una intencional: «Es la voluntad procreativa, la crianza y el cuidado de la descendencia lo que construye parentesco para unos —padres/madres,

32. Gunnarsson Payne, J., «Grammars of Kinship», *Signs: Journal of Women in Culture and Society*, 41(3), 2016, pp. 483-506.

hijos/as—, y lo deconstruye para otros —proveedores/as y subrogantes—». Pero añaden en tono de denuncia:

> Estos procesos están mediados por los marcos institucionales y legislativos de cada país; por las prácticas y las políticas que siguen los centros de reproducción asistida, los bancos de gametos, las empresas y agencias de subrogación; por la actuación de los profesionales y expertos en su labor de asesoría y consulta, así como por los intereses de la industria biotecnológica. La complejidad de estas técnicas de procreación con «terceras partes» no solo viene dada por la multiplicidad de actores individuales e institucionales que intervienen en ellas, sino por las posiciones desiguales y asimétricas de poder que ocupan en la estructura del campo de la reproducción, resultado de la desigual posesión y distribución de capitales. Precisamente, esas «terceras partes» permanecen silenciadas y arrojadas a los márgenes de los debates públicos.[33]

Exactamente: los relatos y las vivencias de las mujeres y los hombres que donan sus gametos a cambio de dine-

---

33. Rivas Rivas, A. M. y R. M. Frasquet Aira, «La participación de "terceros" en la reproducción asistida: Sobrepasando los límites del parentesco», en A. Pazos, coord., *Éticas y Políticas de las Antropologías*, Resúmenes y ponencias XV Congreso Antropología ASAEE, 1, 2 y 3 de febrero de 2021, pp. 160-161.

ro no se han tenido en cuenta, y los de los posibles descendientes, aún menos.

El mayor problema, a mi modo de ver, con la reproducción asistida, además de la explotación que conlleva la mal llamada «ovodonación», realmente es el adultocentrismo que la rodea y del cual no somos apenas conscientes. La reproducción asistida nos obliga a repensar conceptos como la identidad o qué es ser padre o madre. ¿Qué derechos tenemos sobre aquellas personas que portan la mitad de nuestro cariotipo? Si un bebé gestado por una madre pobre en un país lejano lleva el ADN de un rico psicópata occidental, ¿eso significa que ese hombre puede llevarse al recién nacido inmediatamente y hacer con él lo que le plazca? O incluso si no porta sus genes, solo porque ha declarado su intención de ser reconocido como padre de ese bebé y ha pagado, ¿eso le autoriza a quedarse con un recién nacido al que privará de todo contacto con su madre? ¿Acaso no es toda una muestra de adultocentrismo cómo se ha privado a tantos seres humanos del derecho a conocer su origen biológico? ¿Por qué una persona nacida de semen donado no puede reclamar nada a su padre biológico, ni siquiera saber quién es, pero otra persona que demuestre que su padre fecundó a su madre puede solicitar el reconocimiento de su paternidad y exigirle una parte de la herencia? ¿Cómo es posible que los profesionales de una clínica puedan saber quién es el padre o la madre biológicos de una persona y ella o él no? Y ¿qué pasará el día, si llega, en que alguna corte internacional revierta el anonimato y muchas familias se encuentren con que llaman a la puerta un nieto, una hermana o un hijo biológico?

Siempre se ha puesto por delante y por encima el deseo de ser madre o padre y el negocio asociado, omitiendo por completo los derechos y las necesidades del futuro hijo o hija resultante de ese proceso. Se deja de lado algo tan fundamental como es el derecho a la propia identidad: saber quiénes fueron tus padres biológicos o abuelos y demás ancestros. El que se potencie el anonimato de los donantes favorece las donaciones, pero coloca a las personas así originadas en una encrucijada complicada.[34] Resulta que una clínica sí puede saber quiénes son tu padre o madre biológicos, pero tú no (algunas personas critican que eso se pueda llamar paternidad o maternidad —ni siquiera biológica— y prefieren utilizar la palabra «ascendientes»).

Lo cierto es que el anonimato tiene los días contados, por mucho que las leyes actuales aún lo protejan. Los modernos bancos de ADN permiten que muchos vayan

---

34. Pennings, G., «The Forgotten Group of Donor-Conceived Persons», *Human Reproduction Open*, 2022 (3), 2022.

encontrando en la edad adulta al donante de semen u óvulos y descubriendo que tienen uno o varios hermanastros por el mundo. Y lo pueden descubrir incluso si ese o esa donante nunca facilitó sus datos al banco de ADN; basta con que alguien de su familia extensa lo haya hecho para que sea relativamente sencillo identificarle. Muchas personas concebidas a partir de un donante anónimo que ya lo han encontrado de esa manera refieren sentirse especialmente vinculadas con otros hijos e hijas del mismo donante y se muestran más interesadas en potenciar ese vínculo con los «hermanastros» que con el donante.[35]

Paradójicamente (o tal vez no tanto), algunas de las personas que se están movilizando para defender sus derechos son precisamente los donantes anónimos, es decir, las madres y los padres biológicos de esos menores o jóvenes que ya empiezan a buscarlos. «Como donantes de óvulos, la industria de la fertilidad nos cuenta una historia muy bonita: somos "ángeles" que dan un "regalo", haciendo sacrificios para completar la familia de alguien. Pero esta historia solo se sostiene si nunca piensas más allá de la consecución de un embarazo exitoso. Las voces

35. Scheib, J. E.; E. McCormick; J. Benward y A. Ruby, «Finding People Like Me: Contact Among Young Adults Who Share an Open-Identity Sperm Donor», *Human Reproduction Open*, 2020(4), 2020.

de las personas concebidas mediante donación tienden a perderse en estas conversaciones», afirma Liz Scheier, una donante de óvulos que escribió el libro *Never Simple* para expresar su dolor cuando fue consciente de todo lo que suponía la ovodonación.

Dylan Stone Miller es un hombre que donó esperma en repetidas ocasiones entre 2011 y 2016 y ahora tiene reconocidos noventa y siete hijos biológicos en sesenta y dos familias de seis países. En su cuenta de Instagram @donordylan, cuenta cómo se hizo donante con apenas veinte años y la poquísima información que recibió al respecto. En 2020, un grupo de familias de más de cuarenta hijos concebidos con su semen contactaron con Miller para decirle que le habían identificado y él accedió a reunirse con ellos y conocer a sus descendientes. Desde entonces, se ha dedicado a viajar para verlos y se ha convertido en un activista que denuncia las falacias de una industria que, en Estados Unidos, no pone ningún límite al número de embriones que se pueden concebir artificialmente de un mismo donante. Asimismo, Miller confiesa que es probable que tenga más de doscientos cincuenta hijos e hijas. Su principal activismo se resume en una frase: *stop* al anonimato en las donaciones de gametos.

Otro de los graves problemas que genera todo esto es

la posibilidad de que hombres y mujeres se enamoren e incluso intenten reproducirse sin saber que, en realidad, son medio hermanos porque son hijos del mismo donante, algo que también ha acontecido ya. Concebir un hijo con alguien que comparte la mitad de tu código genético multiplica las posibilidades de alteraciones cromosómicas, entre otros problemas. La palabra «incesto» adquiere otro significado cuando alguien descubre que la persona de quien se ha enamorado desciende del mismo donante supuestamente anónimo.

Hasta hace nada, apenas se escuchaban las voces de las personas concebidas de esta manera porque, en su mayoría, eran menores. Pero cada vez están alzando la voz de manera más elocuente y se están asociando para exigir el fin del anonimato. En un manifiesto publicado en 2018, una asociación de personas así concebidas en Europa expresó lo siguiente:[36]

1. Compartimos un sentimiento de pérdida fundamental. Experimentamos dificultades para construir nuestra identidad y relaciones.

2. La salud física y psicológica se ve afectada.

---

36. <https://donorkinderen.wordpress.com/2018/12/08/can-surrogacy-ever-be-in-the-best-interest-of-a-child-presentation-iss-expert-consultation-in-the-hague/>.

3. Se nos ha privado deliberadamente de tener relaciones significativas con nuestra familia (biológica).

4. Somos el resultado de negociaciones y de una transacción.

5. Las implicaciones sobre los niños que salen de estas construcciones se subestiman enormemente.

En España, AHID, la Asociación de Hijas e Hijos de Donantes, junto con el grupo catalán NRA-DRETS de personas nacidas por reproducción asistida reclaman poner fin tanto al anonimato como a la retribución económica de los y las donantes.

La voz y la experiencia de algunas de estas personas concebidas partiendo del semen de un donante transmiten dolor, como la de Allison:[37]

La idea de que alguien pudiera vender intencionalmente su esperma para ganar dinero extra y luego negarse a hablar con el hijo resultante me parece inmoral y repugnante. ¿Por qué si un padre concibe accidentalmente un hijo y no está presente en la vida del niño, se considera irresponsable, pero si alguien recibe dinero a propósito para crear un hijo a través de una donación de esperma y los ignora, se considera aceptable? ¿No debe-

37. «I am not for sale I am your daughter», <https://www.wearedono rconceived.com/personal-stories/i-amnot-for-sale-i-am-your-daughter/>.

ría considerarse el segundo ejemplo más inmoral que los padres irresponsables, y no menos?

[...]

Las pruebas de ADN me han conectado con treinta y ocho hermanos, pero ninguno de nosotros tiene información sobre nuestro padre. Sospecho que mi padre biológico no quiere tener nada que ver conmigo. Eso, realmente, duele. A veces lloro por ello. Solo quiero ponerle un nombre, un rostro, un ser humano real detrás de esos cuatro dígitos, la identificación del donante, que representa al hombre cuyo ADN fluye por mi sangre. ¿No tenemos todos el deseo de conocer y comprender a nuestra familia biológica? Me identifico con los adoptados que se preguntan acerca de sus padres biológicos y por qué fueron dados en adopción. La donación de esperma debería ser una donación sin remuneración, el anonimato debe ser prohibido. La industria debe ser reformada lo antes posible antes de que miles de personas más vivan su propio trauma. Vivo cada día sabiendo que mi concepción, mi existencia, fue una transacción y un negocio para la clínica. Mi padre puede haber vendido su esperma, pero mi identidad no está en venta. Me pertenece. No soy una mercancía. Soy su hija.

¿En qué momento se decidió y se aceptó que se podía privar a los futuros descendientes creados mediante reproducción asistida del acceso a esa información sobre sí mismos? En algunos casos, se plantearon posibles excepciones legales, relacionadas con la posibilidad de supuestas enfermedades hereditarias, especialmente, si el descendiente padece una grave enfermedad genética. En España, solo se permite acceder a esa información en ese supuesto.

El gran problema de la reproducción asistida es que el anonimato incrementa el negocio. Si las mujeres pudieran saber y ver de quién es el semen que están recibiendo, ¿lo harían de la misma manera? ¿Quién se inseminaría de un hombre que le resulta desagradable o repelente, o que, simplemente, le cae mal? Y lo mismo pasa con los óvulos: ¿por qué no se permite la donación de óvulos entre amigas, pero sí entre personas anónimas?, ¿no tendría mucho más sentido que fuera al revés?

La reproducción asistida se beneficia especialmente de las dificultades de las parejas homosexuales para ser madres o padres. En primer lugar, porque son muchos los países donde tienen restringida la adopción y, en segundo lugar, porque en países tan liberales como el nuestro en términos de reproducción asistida, curiosamente, se prohíbe la donación de donante no anónimo. Es decir, si una pareja de mujeres decidiese que una de ellas se va a inseminar con el semen de un amigo que se ofreciera voluntariamente, no podrían hacerlo de forma legal, solo de manera casera o clandestina. Igualmente, si una pareja de hombres quisiera pedirle a una mujer amiga que gestara un bebé con el semen de uno de ellos, tampoco podría hacerlo con la ayuda de una clínica. De hecho, a las parejas de hombres se les anima a optar por la gestación subrogada. Y a las parejas de lesbianas se les ha vendido el llamado «método ROPA», que no deja de ser una ovodonación: una mujer gesta un bebé creado con los óvulos de su pareja; la premisa es que así «las dos serán madres», cuando, en los otros escenarios de ovodonación, no se dice nunca esto (ahora incluso se publicita un dispositivo que permite que el tubo donde acontece la FIV se inserte en la cerviz de una de las dos mujeres durante los primeros cinco días y se vende como que «así las dos mujeres gestan». ¡Cómo si gestar consistiera en llevar en tu cuerpo una cápsula!). En realidad, esta situación donde una mujer gesta con óvulos de otra también puede plantear problemas parecidos a los que acontecen en la gestación con óvulos de donante anónima, donde algunas madres expresan temor a no sentir a su hijo como plenamente suyo porque no lleva sus genes o el miedo a sentir su rechazo.

Es como no querer ver los vertidos tóxicos de una fábrica a un río: por mucho que se pretenda ocultar, tarde o temprano termina contaminándolo todo, incluso el mar. Con la «donación» de óvulos y esperma se logra muchísimo beneficio económico para unos pocos a costa de un coste enorme para muchos, pero ese coste tardará años o décadas en manifestarse.

¿Cómo será la reproducción asistida en el futuro? Desde el punto de vista técnico, es probable que, con los años, se mejoren las técnicas que permitan obtener óvulos y semen de personas estériles sin necesidad de donantes, partiendo de sus propias células adultas, algo que ya se conoce como «gametogénesis *in vitro*». Probablemente, así se evitará el duelo genético y los problemas de identidad de los descendientes, pero eso no resuelve todos los problemas, pues, en ese modelo, todavía seguirían siendo necesarias mujeres que gesten para otros. En su libro, Sara Lafuente propone como alternativa buscar un protocolo que apueste por la desmercantilización, desde una concepción de la reproducción como un hecho relacional: «colectivizar cuestiones claves de lo reproductivo desde una óptica distinta a la del mercado».[38]

Tras pensarlo mucho, creo sinceramente que, como

38. Lafuente-Funes, S., *Mercados reproductivos. Crisis, deseo y desigualdad*, Pamplona, Katakrak, 2021.

sociedad, más nos valdría volver a compartir cuidados y vínculos en torno a la crianza, trabajar para erradicar la explotación reproductiva en todo el mundo, recuperar las familias extensas ampliando el concepto a las personas queridas (como la adopción entre adultos de la que hablaba Alice Miller, que nos permite adoptar hermanas o incluso abuelos siendo adultos), dejar de idealizar la maternidad y la paternidad como logros individuales y sustituirlo por la compartición de crianzas, cuidados de menores, ancianos y personas dependientes. Reivindicar y facilitar el papel de tías, tíos, madrinas, padrinos o como queramos llamar a aquellos adultos que, sin haber podido realizar su deseo de maternidad o paternidad, están por la labor de vincularse con los más pequeños y ser un sostén afectivo en su crianza. Acompañar mejor todos los duelos relacionados con la fertilidad y la reproducción, compartir cuidados, sostener duelos, facilitar vínculos (especialmente, tras rupturas, separaciones y divorcios), escuchar al cuerpo, explorar los deseos… Y, en definitiva, devolver la reproducción humana al terreno privado e íntimo de donde nunca debió salir.

3

GESTAR

Gestar: un verbo fabuloso donde los haya. Llevar dentro, contener, sustentar, nutrir, proteger a un ser humano en construcción... Tremenda tarea. A mí me resulta incomprensible, asombroso, por más que lo haya hecho tres veces en mi vida, una perplejidad que compartimos las madres. Carmen, la octogenaria madre de un amigo, me decía hace poco: «Cuando veo a mi hijo, de casi sesenta años, todavía me pregunto cómo es posible que este hombretón estuviera nueve meses haciéndose dentro de mí». Maggie O'Farrell pone en la mente de Agnes, la protagonista de la preciosa novela *Hamnet*, el mismo sentir de asombro: «¿Cómo es posible que estas niñas, estas mujercitas salieran de ella?». Y aún hoy, me pregunto lo mismo cuando veo a mis tres hijos, ya adultos.

Nuestro cuerpo nunca deja de transformarse. En la infancia, el crecimiento es rápido, además de constante.

Nos acostumbramos a escuchar «¡Cuánto ha crecido esta niña!» en cada reencuentro con adultos que llevan tiempo sin vernos. Registramos nuestro crecimiento al ver cómo se nos van quedando pequeños los zapatos, cayéndose los dientes o acortándose los pantalones. También lo percibimos en nuestros compañeros de clase cuando retomamos el nuevo curso después del verano, o en nuestros hermanos, si tenemos la suerte de tenerlos, y así comparamos con unos referentes paralelos a nuestro crecimiento. Al llegar a la pubertad, la transformación se acelera vertiginosamente: damos un estirón tras otro y sobrepasamos en altura a nuestras madres o abuelas y, a veces, a los padres. Nos crecen los pechos o los testículos, nos florece vello donde antes no lo había, nos cambia la voz… y un buen día, empezamos a menstruar o a eyacular. Hasta el final de la adolescencia, nos sigue creciendo el cuerpo entero, los huesos, los músculos, los dientes, la piel, y nos parece normal que la ropa se nos quede pequeña y que nuestros amigos también se conviertan paulatinamente en personas de aspecto semiadulto. Estamos inmersas en un movimiento y una transformación cotidianos. Luego, llega un día —aunque tampoco sabemos exactamente cuál— en el que dejamos de crecer en altura y, casi a la vez, se nos empieza a considerar adultas. Tal vez entonces pensemos que «ya está», que ese es el cuerpo que nos ha tocado para siempre. Podemos pelearnos con él o aceptarlo, pero entendemos que es el que nos ha sido dado definitivamente. Hemos dejado de crecer. Por unas cuantas décadas, hasta se nos puede llegar a olvidar que nuestro cuerpo seguirá transformándose, de forma muy lenta y casi imperceptible... A no ser que nos quedemos embarazadas.

El embarazo es el único momento en la vida adulta en el que es posible vivir una transformación corporal tan potente y magna como en la infancia y tan rápida o más que en la pubertad. Si intentamos aproximarnos a comprender cómo es la gestación, tan compleja, parece preciso empezar por esa palabra: «transformación». Es la transformación corporal por excelencia, la más dramática que el cuerpo humano pueda experimentar en la vida adulta de manera natural. El único momento en el que volvemos a crear un órgano de la nada, la misteriosa placenta, algo que no hacíamos desde nuestra propia vida fetal. Nos cambia el cuerpo (y mucho), por lo que tal vez nos cueste acostumbrarnos a ese cambio tan físico. Con él se transforma nuestro psiquismo, nuestra identidad y nuestra manera de estar en el mundo. No solo nosotras cambiamos al gestar, también lo hacen nuestras relaciones y nuestro entorno. El mundo deja de ser el mismo con la llegada de cada ser humano que gestamos. Incluso, si muere prematuramente estando en el útero.

El cigoto resultante de la fusión de los dos gametos tarda entre cinco y seis días en llegar al útero, un tiempo en el que sus células no dejan de dividirse y comienzan a diferenciarse. Cuando aterriza en el fondo uterino, ya ha pasado de mórula a blastocisto y tiene dos zonas diferenciadas: la interna o embrioblasto, que evolucionará hasta dar lugar al bebé, y la externa o trofoblasto, que formará la placenta y el saco amniótico. El pequeño blastocisto se sumerge en la mullida pared uterina hasta quedar recubierto por ella. Cuando el embrión comienza a anidar en el útero, se inicia la metamorfosis materna mediada inicialmente por la hormona gonadotropina coriónica humana (hCG), que lanza las primeras señales al resto del cuerpo materno. Se piensa que es la responsable de los primeros síntomas: las náuseas y la somnolencia. Su presencia en la orina es lo que se usa habitualmente para detectar el embarazo.

A partir de la anidación, el trofoblasto comienza a formar la placenta y el cordón umbilical. Una idea clave en todo este proceso que estudia la embriología es que la transformación es mutua: la madre acoge y nutre al bebé, mientras este va regulando y transformando, a su vez, la fisiología materna e incluso su aspecto externo.

En realidad, es sobre todo esa misteriosa placenta, ese órgano creado colaborativamente entre madre y bebé, la que produce la mayoría de las hormonas que dirigirán los cambios en la embarazada. El bebé consigue que la madre no rechace ese «cuerpo extraño» y que, por el contrario, priorice el nutrirle y protegerle en todo momento.

La verdad es que, contemplada con atención, la formación de la placenta es original. Cuesta imaginar que sea una derivada evolutiva del huevo de las aves o de los anfibios. No sorprende que se le llame el «árbol de la vida» ni que haya sido tan venerada en otras culturas, especialmente, en las andinas. Con forma de plantita que primero se enraíza en nuestro interior y luego crece como un árbol, la placenta se ocupa de asegurar la respiración y la nutrición del bebé en crecimiento, pero también de producir casi todas esas hormonas que van a dirigir la gestación: primero, la hCG y el lactógeno placentario; más tarde, también otras hormonas placentarias, progesterona y estrógenos a tutiplén.

La placenta, nuestro fascinante árbol de la vida, sigue siendo la gran desconocida, en buena parte porque, durante décadas, ni siquiera se ha permitido a las madres verla tras el alumbramiento o llevársela del paritorio para enterrarla. La gratitud y el cuidado con que se puede tratar la placenta tras el parto probablemente ayuden a reconocer el logro que implica gestar un bebé y a honrar el cuerpo de las madres.

Las primeras semanas conllevan una transformación vertiginosa del embrión: entre las semanas 4 y 8 se forman todos sus órganos en miniatura. El embrión pasa de parecer una masa amorfa a tener aspecto de humano cabezudo, a medio camino entre un anfibio y un extraterrestre. Inicialmente, tiene hasta branquias, ideales para esa incipiente vida acuática. Luego, pasados los dos primeros meses, comienza la llamada «fase fetal»: el feto es ya un bebecito en miniatura perfectamente reconocible.

¡Qué poco nos gusta la palabra «feto», tal vez por su parecido con «feo»! Pero no parece haber otra más bonita, salvo que lo llamemos «bebé» ya desde el útero. Yo lo prefiero. La mayoría de las mujeres, sobre todo si el embarazo es deseado, lo sienten desde bien temprano ya como un hijo/a, un bebé en miniatura. No he escuchado a ninguna usar la palabra «feto» para referirse a lo que alberga en su vientre. Cuando busco en el diccionario sinónimos de «feto», solo encuentro: «embrión», «engendro» y «aborto». Así es el lenguaje médico: aséptico y despersonalizado. ¡Incluso existe el término «*conceptus*» para referirse al embrión como el fruto de la concepción antes de la implantación!

Resulta curioso cómo, una vez formado el cuerpecito en las entrañas, comienza a ser más perceptible la transformación externa paralela al crecimiento del bebé. La metamorfosis es lo más llamativo y visible del embarazo, el tema central de muchos libros, como el clásico *Qué esperar cuando estás esperando*, de Heidi E. Murkoff, o de todas esas aplicaciones que muestran, semana a semana, cómo el bebé va alcanzando y superando en tamaño al guisante, la nuez, el huevo, el aguacate... Todos los órganos de la madre tienen que adaptarse al nuevo habitante del útero. Aumenta el volumen de sangre en casi un 50 por ciento se estira la piel del abdomen y de los pechos, crecen las mamas, la areola se oscurece para asegurar que, nada más nacer el bebé, pueda encontrarla fácilmente, puede aparecer acné o manchas en la piel, crecen los pies por expansión y distensión de los cartílagos, el cuerpo entero se ensancha a tal velocidad que la piel puede estirarse hasta llegar al límite y aparecer estrías. También es posible que empeore la visión, que el pelo se caiga, se encrespe o languidezca, que cambie el apetito y las preferencias alimentarias, que se aumente de peso, que se retengan más líquidos o que se dispare el deseo sexual... A algunas mujeres, el embarazo les encanta y se sienten mejor que nunca. En definitiva, resplandecen. Otras, en cambio, pasan el proceso en un lamento, vomitando sin parar casi hasta el final o con picores y sarpullidos constantes, deseando que ese malestar llegue a su fin de una vez por todas. Resulta imposible o, cuando menos, difícil prever en qué categoría caerá una mujer antes de gestar, si en la de embarazo gozoso o en la de gestación insufrible. Además, puede haber mucha diferencia entre sucesivos embarazos de la misma mujer.

Mucho antes de que la gestación se pueda percibir de manera externa, acontece todo un proceso íntimo en el que las mujeres podemos notar cambios incluso si aún no tenemos la certeza de estar gestando. Me fascina esta pregunta: ¿en qué momento y cómo sabemos que estamos embarazadas? Suelo hacérsela a las madres y las respuestas son variadas: «Tenía la sensación corporal de que algo pasaba, pero no quería saber», «Necesitas la prueba para decirlo, pero la sensación que yo tenía era que estaba embarazada desde el mismo momento en que lo hicimos», «Esa falta de confianza en la intuición está en todas nosotras: la intuición me decía que estaba embarazada, que algo estaba pasando, pero yo misma me lo negaba. Me decía que era imposible. Mi cuerpo me lo decía, yo lo sentía, pero a la vez, la negación era total…», «Sabía que algo estaba pasando, pero me decía "¡Nooo…!"». Una mayoría reconocen que, aunque lo intuían profundamente, casi desde el mismísimo momento en que aconteció la concepción, necesitaron la confirmación del test de embarazo. La intuición suele ir asociada con la percepción de sutiles cambios físicos: notar que se perciben más algunos olores, sentir que la comida sabe diferente o tener un sabor metálico en la boca, tener los pechos más sensibles o, incluso, una incipiente labilidad emocional.

¿Es necesario realmente hacerse una prueba de embarazo para confirmar la gestación o el que la necesitemos es ya un reflejo de cómo la medicalización nos desconecta del conocimiento intuitivo? Algunas mujeres describen la intuición como una forma de conocimiento o percepción más etérea y espiritual: percibir o notar desde momentos muy tempranos la «presencia» de otro ser acompañándolas, una presencia muy tenue pero, a la vez, muy certera: «No sabría explicarlo, pero notaba que ya no estaba sola», «Casi desde el mismo momento en que le concebimos, sentí su presencia en mí. No sé explicarlo, pero sabía que estaba embarazada. Era algo profundamente espiritual».

Algunas personas son capaces de percibir o adivinar el embarazo en otras madres de manera muy incipiente, a veces, porque notan un brillo en la mirada de la mujer, y algunos niños pequeños también parecen ser capaces de percibir esa presencia de «otro bebé dentro de mamá».

Sé de varios pequeños que, con tres o cuatro años, se abrazaron al vientre de su madre para decirle algo o saludar a su futuro hermanito cuando ella aún no había dicho a nadie que estaba gestando. O que expresaron pena porque el bebé ya no estuviera ahí sin que nadie les hubiera dicho que la madre había tenido un aborto espontáneo. Todo lo que rodea la comunicación con el bebé en el útero tiene resonancias cuasi telepáticas.

¿Cómo hacían nuestras abuelas y ancestras cuando no había test de embarazo? ¿Tal vez entonces se vivía con más naturalidad todo el proceso? Me resulta difícil imaginar ahora cómo era vivir los embarazos sin un reloj siquiera o en los tiempos en los que el único calendario fiable eran las estaciones y la luna o las estrellas. Igual entonces era más habitual descubrir el embarazo pasados los primeros meses o, por el contrario, escuchar el cuerpo tal vez fuera una facultad más desarrollada y las mujeres supieran enseguida que estaban gestando.

Por increíble que parezca, incluso ahora hay mujeres que no llegan a enterarse de que están embarazadas en toda la gestación, ni siquiera cuando llega el parto. Este fenómeno recibe el nombre de «negación del embarazo», aunque las expertas recomiendan sustituirlo por «embarazo desapercibido». A pesar de lo sorprendente que resulta, es relativamente frecuente. Se calcula que en uno de cada quinientos embarazos, la mujer no sabe que está encinta hasta la mitad de la gestación, y en uno de cada dos mil, ¡hasta el parto![1] En algunos de estos casos en los que se descubre el embarazo en el tercer trimestre, a veces al realizar un diagnóstico por imagen buscando la causa que explique los síntomas, es llamativo cómo, en cuestión de horas, de repente aflora el vientre, como si la constatación del embarazo concluyera una tensión inconsciente y por fin se relajara la musculatura abdominal. Es curioso que, cuando la psique no llega a ser consciente de la gestación, el cuerpo parece esconder el vientre y el resto de los síntomas de embarazo.

¿Cómo es posible no enterarte de que, durante tantos meses, tienes un bebé creciendo y moviéndose dentro de ti? A algunas les ha pasado incluso después de haber tenido otros hijos. Recuerdo bien el caso de una mujer que fue derivada a nuestra consulta de psiquiatría perinatal desde la de obstetricia; tenía cuarenta y ocho años, pero aparentaba unos cuantos más. Cuando le pregunté cuál era el motivo de que la hubieran remitido (al ver su edad en la pantalla, pensé que tal vez fuera un error de citación), se echó a llorar. «¡Por esto, por esto! —nos decía mientras se desabrochaba el abrigo para mostrarnos su

1. Wessel, J. y U. Buscher, «Denial of Pregnancy: Population Based Study», BMJ (Clinical Research Ed.), 324(7335), 2002, p. 458.

barriga—. Yo pensaba que era la menopausia, ¡y me acabo de enterar de que estoy de ocho meses! ¡A mi edad!».

Apenas tuvimos cuatro semanas para ayudar a aquella madre a aceptar un cambio vital enorme que no había elegido. Pese a ello, logró vincularse estupendamente con su bebé una vez pasado el *shock* y hecho el duelo por la vida que pensaba tener y que ya nunca sería igual.

¡Es posible incluso ponerse de parto sin saber que se está embarazada! Imagínate: empezar con un dolor brutal de abdomen, un dolor como el del parto, si lo has vivido, pero sin estar embarazada. Tiene que dar mucho miedo. Ni la pareja ni los familiares ni los médicos detectan el embarazo incluso cuando la mujer está ya en el último trimestre o a punto de dar a luz.

Hace unos años, Marta, una mujer vasca, dio a luz en el polideportivo municipal de su pueblo, adonde había ido a nadar con sus dos hijas y su marido una tarde cualquiera. Ella misma contó a los medios cómo, tras salir de la ducha, notó unos retortijones: «Tenía ganas de hacer de vientre y salió. Me agaché y, entonces, la oí llorar y pensé: "¡Ay, Dios!"». Cogió a la recién nacida y avisó a su hija mayor que, a su vez, buscó al padre, que se encontraba en el vestuario masculino. A partir de ese momento, se generó un guirigay considerable en la piscina municipal para pedir asistencia médica, aunque tanto la

recién nacida como la madre se encontraban perfectamente. «No sabíamos que estaba embarazada, ni siquiera ella», declaró después el padre. Marta, que era madre
de dos hijas, contó que había seguido sangrando regularmente y que, pese a que había notado algo de aumento de peso y cansancio, lo había atribuido al invierno y
al trabajo.

Los autores clásicos dicen que el embarazo desapercibido puede ser más frecuente en mujeres que han sufrido experiencias muy adversas o traumáticas en la infancia. El mecanismo último de la negación tiene que ver
con la disociación o el miedo, tan potente como para
desconectar la mente del cuerpo y no reconocer de forma consciente la gestación. No obstante, según los últimos estudios, esto le puede pasar a cualquiera, no es necesario que haya un diagnóstico ni una patología
subyacente.[2] Y es más probable aún si la mujer toma anticonceptivos orales, tiene sobrepeso y trabaja muchas
horas. Lo cierto es que, pasado el primer trimestre, la
prueba de embarazo puede ser negativa. Algunas mujeres, al no saber que están gestando, siguen tomando anticonceptivos y, por lo tanto, manchando regularmente. Y

2. Chechko, N.; E. Losse y S. Nehls, «Pregnancy Denial: Toward a
New Understanding of the Underlying Mechanisms», *Current Psychiatry
Reports*, 25(10), 2023, pp. 493-500.

lo mismo que muchas madres tras el parto suelen sentir que los movimientos de gases intestinales son tremendamente parecidos a los que hacía el bebé cuando se movía en su vientre (las llamadas «pataditas fantasma»), las madres que han pasado casi todo el embarazo sin conocer su estado refieren en retrospectiva que, cuando sintieron esos movimientos, pensaron que eran gases.

Cuando el embarazo pasa desapercibido hasta el final, es habitual que, de repente, la mujer sienta un dolor abdominal terriblemente intenso, que puede achacar a ganas de defecar, a un cólico o a molestias menstruales; el dolor es tan fuerte que, en ocasiones, acude a un hospital, donde puede producirse el parto. Pero, en muchos casos, el parto acontece sin ningún tipo de asistencia; por ejemplo, en el baño. La mujer que está dando a luz suele estar en un estado de *shock* psíquico absoluto, favorecido además por el estado alterado de conciencia propio del parto fisiológico. Sin acompañamiento y muy alterada emocionalmente, es fácil entrar en un estado disociativo, de confusión y con sensación de irrealidad absoluta. Sería lo más parecido a estar en mitad de una pesadilla terrible y angustiosa en la que la mujer piensa que va a despertarse en cualquier momento porque lo que está viviendo, de tan terrorífico, no puede ser real. En ese estado de pesadilla y disociación, la madre suele abandonar al recién nacido en el baño, en el cubo de la basura o en cualquier contenedor, en muchos casos, sin reconocer siquiera que es un bebé vivo. Es muy probable que luego apenas recuerde nada de lo sucedido o que lo describa como algo irreal, onírico. Su propia vida también corre peligro. El parto traumático y precipitado, sin asistencia, que se da en estos casos puede acabar de forma dramática: el bebé muere por omisión de cuidados, especialmente, si la mujer se encuentra sola. Por desgracia, en muchos países, algunas madres son procesadas por tentativa de homicidio o por neonaticidio cuando el bebé ha fallecido por falta de atención, sin que se comprenda ni se tengan en cuenta la negación y la disociación como causas del terrible desenlace. Las historias traumáticas de parto sin asistencia con resultado fatal en casos de negación de embarazo son muy similares en todos los países.

Todo eso le pasó a Yoana, una mujer costarricense a la que atendí de forma virtual. Una mañana se levantó con un intenso dolor abdominal. Intentaba defecar, pero no podía, así que decidió acudir al hospital más cercano. Allí, un médico la exploró, le diagnosticó una «infección abdominal no especificada, con la presencia de una masa intraabdominal», le recetó un calmante y le dio el alta (lo cual, probablemente, venía motivado porque carecía de seguro privado). En ese momento, desesperada por la situación, llamó a una amiga y le pidió que la recogiera y la llevara a otro hospital. Durante el trayecto, Yoana sintió nuevamente ganas de defecar y pidió que detuviera el automóvil, entró en una oficina bancaria y, tras pedir permiso al guardia de seguridad, fue al baño. Veinte minutos después, abandonó la oficina (todo quedó grabado por las cámaras), volvió al coche y se quedó dormida, por lo que, finalmente, la amiga la dejó en su casa. Poco después, un empleado de la oficina entró en el baño y oyó unos quejidos; tras pedir ayuda, encontró a un pequeño bebé vivo en el contenedor. El héroe anónimo de esta historia fue un compañero que, de inmediato, se arrodilló junto al bebé y empezó a hablarle cálidamente, diciéndole que todo iba a ir bien. Cuando por fin llegó la ambulancia, lo trasladaron al hospital, donde quedó ingresado en la UCI de neonatología: era un gran prematuro de aproximadamente seis meses de edad gestacional.

Al día siguiente, Yoana fue detenida por la Policía Judicial tras acudir voluntariamente a la comisaría al enterarse por su amiga de que la estaban buscando. Solo estando allí, comprendió Yoana que había dado a luz el día anterior. En cuanto supo que el bebé estaba vivo, empezó a preguntar por él y a solicitar verle. Estuvo arrestada un par de días más y, al salir, le dijeron que no podía ir a visitar a su bebé ni acercarse a él. Pese a ello, llamó al hospital para preguntar si podrían ofrecerle, al menos, la leche que ella había empezado a extraerse, solicitud que también le fue denegada. Los que sí obtuvieron autorización para visitar al bebé fueron los padres de Yoana.

Tres meses después, tras el alta hospitalaria, el bebé fue a casa con los abuelos y, un poco más tarde, se autorizó a Yoana para visitarle. De aquel primer encuentro contaron los abuelos cómo el bebé se giró inmediatamente hacia su madre en el momento en el que ella entró en la habitación y empezó a hablarle, demostrando, sin ningún género de duda, que la había reconocido. Yoana empezó a visitarlo con frecuencia y, pasado un tiempo, tras convivir con su hijo y sus padres, finalmente, se independizó con el niño y siguió cuidándole perfectamente.

Cinco años después, en enero de 2021, recibí una petición de ayuda urgente por parte de una abogada de turno de oficio de San José: se juzgaba a Yoana por «tentativa de homicidio calificado» y la fiscalía pedía quince años de cárcel. La abogada tenía claro que su clienta había presentado un trastorno de negación del embarazo y así lo había defendido durante todo el juicio, pero, temiendo que este argumento no le fuera reconocido, solicitó mi pericia. Accedí, escuché y valoré a Yoana, que estaba muy angustiada ante la posibilidad de ser condenada y tener que separarse del niño. Emití un informe pericial psiquiátrico que la abogada aportó al juicio. La letrada solicitó que se me permitiera testificar vía telemática, pero la petición fue rechazada. El tribunal declaró a Yoana culpable de tentativa de homicidio de su hijo y la condenó a 6 años de prisión (conmutables por arresto domiciliario para no causar más daño al hijo privándole de su madre). La abogada decidió apelar y el recurso fue aceptado. Además, logró que se aceptara que yo declarara desde la sede del consulado de Costa Rica en Madrid, cosa que hice el 1 de julio de 2021.

El 8 de septiembre, el tribunal de apelación de sentencia penal de San José decidió anular el juicio en el que Yoana había sido declarada culpable y se repitió al año siguiente, en julio de 2022. Una vez más, fui llamada a declarar mediante videoconferencia desde la sede del consulado. En esta ocasión, Yoana fue absuelta de todos los cargos. Y no solo eso. El juez se disculpó ante ella porque, según él, el sistema le había fallado doblemente: primero, el sistema médico, al no haber diagnosticado el embarazo ni el parto dos horas antes de que diera a luz, y después, el sistema judicial, al haberla condenado inicialmente sin tener en cuenta todo lo acontecido.

El psiquiatra perinatal francés Benoît Bayle define la negación del embarazo como «la ausencia de gestación psíquica». Qué buena definición, la verdad. Pero entonces, ¿qué es la gestación psíquica? ¿Cómo es gestar desde el punto de vista psicológico? ¿Hay algo común y esperable en todos los embarazos? ¿Hay alguna similitud entre cómo vive el embarazo una mujer aborigen australiana o una ejecutiva parisina? ¿O entre una gestante adolescente nepalí y una embarazada cuarentañera estadounidense? ¿Se producen cambios similares en la psique de todas las gestantes independientemente de cuál sea su cultura? ¿Subyace algún proceso común y universal? ¿La biología ha previsto que el vínculo se inicie o se prepare ya desde el embarazo, o ha diseñado alguna protección para preparar a las futuras madres para lo que se les viene encima? ¿Qué diferencias puede haber entre la vivencia de un primer embarazo y los sucesivos, o cuando el embarazo llega después de una o múltiples pérdidas gestacionales? ¿Y cómo impacta en esa vivencia el contexto social y cultural? Son muchísimas las preguntas que nos podemos hacer en torno a la psicología del embarazo.

La cuestión se puede abordar desde muy diversos lugares y formas. Nosotras hemos propuesto una que llamamos «modelo ecosistémico», que tiene que ver con analizar el embarazo como si fuera una cebolla con múltiples capas o una de esas muñecas rusas (*matrioshka*) donde cada una encierra otra en su interior y así sucesivamente.[3] En la capa más interna, nos gusta situar la biología con toda su fuerza: la comprensión del embarazo desde la neurobiología, la epigenética y los procesos más puramente bioquímicos y físicos que se desarrollan desde la concepción de manera conjunta entre madre y bebé. Así, para comprender la psicología del embarazo, podemos empezar estudiando los cambios neuroanatómicos que conlleva la gestación para la mujer, es decir, el sustrato neurobiológico con todo el proceso que se da en nuestro cerebro, para luego indagar en los procesos psíquicos observados en embarazadas. ¿Hay algo generalizable en todas las gestantes? ¿Qué función pueden cumplir esos cambios neuropsicológicos comunes?

En una segunda capa de nuestra cebolla, podemos pensar o estudiar cómo cambian o influyen esos cambios anatómicos y psíquicos en función de la psicobiografía de cada mujer (y ahí entraría también la historia de su familia en el tiempo, lo que se conoce como «transgeneracional») o la relación de pareja. En una capa más externa, analizamos de qué manera el contexto sociocultural en el que vive la mujer gestante (sus circunstancias individuales, laborales o médicas) puede facilitar la vivencia o, por el contrario, entorpecerla. Más externamente, se

3. Fernández Lorenzo, P. e I. Olza, *Psicología del embarazo*, Madrid, Síntesis, 2020.4

ubicaría el análisis de la cultura en la que se encuentra inmersa cada familia y el momento histórico en el que acontece la gestación. Lo interesante de este modelo en capas concéntricas como las de la cebolla es que nos permite tener en cuenta todos los procesos que pueden estar aconteciendo simultáneamente en la vida de una mujer embarazada y su bebé.[4] La misma secuencia se puede aplicar a la comprensión de la huella que deja el embarazo en el bebé en gestación. Veamos primero cómo se aplica a la comprensión de la psicología del embarazo desde la perspectiva materna.

Empecemos por el cerebro materno, para el que el embarazo supone un momento de mucha plasticidad y cambio. El microquimerismo fetal es uno de los fenómenos más curiosos. Desde muy pronto, en la gestación, pasan células madre del bebé a la madre a través de la placenta y se instalan en diferentes áreas de nuestro cuerpo, entre otras, en el cerebro.[5] Es decir, todas las madres tenemos en nuestro cerebro algunas células con el ADN de los bebés que hayamos gestado (lo que implica tener parte del ADN de los padres de los bebés gestados). Ni siquiera se sabe por qué ni para qué, pero ahí están. Has-

4. Fernández Lorenzo, P. e I. Olza, *Psicología del embarazo*, Madrid, Síntesis, 2020.
5. Broestl, L.; J. B. Rubin y S. Dahiya, «Fetal Microchimerism in Human Brain Tumors», *Brain Pathology*, 28(4), 2018, pp. 484-494.

ta el final de nuestros días, llevaremos ese recuerdo en forma de células de nuestros hijos e hijas en nosotras.

Cada gestación conlleva una transformación del cerebro materno, que recientemente se ha demostrado que es duradera e irreversible.[6] Durante el embarazo, el cerebro sufre una poda neuronal; es decir, se eliminan neuronas en algunos sitios muy concretos.[7] Pero no es algo negativo, sino todo lo contrario. Perder neuronas en algunas áreas significa perfeccionar los circuitos, similar a cuando se podan ramas de algunos árboles frutales para que el resto crezca más fuerte y dé frutos más hermosos. En el cerebro, los que más se especializan durante la gestación son los circuitos que participan en la empatía y la capacidad de saber predecir lo que va a necesitar el bebé. Se produce todo un perfeccionamiento de los circuitos implicados en la llamada «teoría de la mente», que es algo así como la capacidad de anticipar e interpretar los esta-

6. Hoekzema, E.; E. Barba-Muller; C. Pozzobon; M. Picado; F. Lucco; D. Garcia-Garcia; J. C. Soliva; A. Tobena; M. Desco; E. A. Crone; A. Ballesteros; S. Carmona y O. Vilarroya, «Pregnancy Leads to Long-Lasting Changes in Human Brain Structure», *Nature Neuroscience*, 20(2), 2017, pp. 287-296.

7. Carmona, S.; M. Martínez-García; M. Paternina-Die; E. Barba-Müller; L. M. Wierenga; Y. Alemán-Gómez; C. Pretus; L. Marcos-Vidal; L. Beumala; R. Cortizo; C. Pozzobon; M. Picado; F. Lucco; D. García-García; J. C. Soliva; A. Tobeña; J. S. Peper; E. A. Crone; A. Ballesteros y E. Hoekzema, «Pregnancy and Adolescence Entail Similar Neuroanatomical Adaptations: A Comparative Analysis of Cerebral Morphometric Changes», *Human Brain Mapping*, 40(7), 2019, pp. 2143-2152. 49.

dos emocionales de los otros. En el caso de las futuras madres, lo que se perfecciona mediante esa poda neuronal y otros mecanismos asociados parece tener el fin último de facilitar precisamente el que la madre sea experta en ponerse en el lugar del bebé, lo que le llevará a querer responder inmediatamente a sus demandas, pues se le hará insoportable oírle llorar o verle sufrir. Además, perfeccionará su capacidad de planificar y anticipar las necesidades del bebé para poder ir cubriéndolas. Y, sobre todo, se activarán los circuitos neuronales para que no deje de pensar en el bebé y que esto le resulte placentero, potente y adictivo, ¡por muy obsesivo que resulte a veces!

Esta poda neuronal y el resto de los cambios cerebrales propios de la gestación[8] parecen manifestarse de distintas maneras. Conforme avanza la gestación, se produce un incremento de la sensibilidad emocional y una transformación psíquica considerable. Las embarazadas son especialmente hábiles para la detección de sutiles cambios emocionales en los demás: se ha comprobado que tienen una mayor capacidad para leer las emociones de amenaza o daño en las caras de los otros (reflejando miedo, enfado o disgusto) y emociones negativas (triste-

8. Carmona, S., *Neuromaternal*, Barcelona, Penguin Random House, 2024.

za) al final del embarazo que al inicio.[9] Ese estado de hipersensibilidad emocional e hipervigilancia, esa capacidad incrementada de detección emocional es toda una adaptación evolutiva que prepara a las madres para proteger y criar, incrementándose su sensibilidad emocional y su vigilancia a signos de peligro o agresión. Asimismo, las hace más vulnerables a las preocupaciones desmedidas y a la ansiedad en los últimos meses de embarazo, y también explica en parte que la gestación conlleve un riesgo mayor de recaídas de cuadros de ansiedad y depresión en mujeres que ya los hayan padecido con anterioridad.

Lo que no está del todo claro aún es el efecto del embarazo en la función cognitiva y la memoria.[10] Parece que se produce una disminución en ambas,[11] pero también se sabe que influyen las expectativas: si piensas que vas a rendir peor, es muy probable que así sea, casi por pura sugestión. En un test de conducir, no había diferencias objetivas entre las embarazadas y las que no lo estaban; sin embar-

9. Pearson, R. M.; S. L. Lightman y J. Evans, «Emotional Sensitivity for Motherhood: Late Pregnancy Is Associated with Enhanced Accuracy To Encode Emotional Faces», *Hormones and Behavior*, 56(5), 2009, pp. 557-563.

10. Brown, E. y J. Schaffir, «"Pregnancy Brain": A Review of Cognitive Changes in Pregnancy and Postpartum», *Obstetrical & Gynecological Survey*, 74(3), 2019, pp. 178-185.

11. Barda, G.; Y. Mizrachi; I. Borokchovich; L. Yair; D. P. Kertesz y R. Dabby, «The Effect of Pregnancy on Maternal Cognition», *Scientific Reports*, 11, 2021.

go, las embarazadas pensaban que lo hacían peor y el investigador terminaba preguntándose si eso se debía a la expectativa cultural de rendir peor por estar gestando.[12]

En realidad, muchos de los hallazgos recientes vienen a confirmar las hipótesis y las observaciones de las pocas psiquiatras y psicoanalistas que se centraron en escuchar a las futuras madres desde los tiempos de Sigmund Freud. Karen Horney (1885-1952) fue la primera psicoanalista en criticar el concepto freudiano de envidia del pene y en argumentar la existencia de una envidia del varón por la maternidad. Conviene recordar que, por aquellos tiempos, los discípulos de Freud atribuían la envidia del pene a todas las mujeres. Horney escribió que, desde el punto de vista biológico, la mujer tiene en la maternidad «una superioridad fisiológica absolutamente incuestionable y de ningún modo despreciable. Donde esto se refleja mejor es en el inconsciente de la psiquis masculina, concretamente, en la intensa envidia de la maternidad que experimenta el niño».[13]

Las pioneras en profundizar en la psicología del embarazo fueron tres médicas austriacas que emigraron a

---

12. Crawley R. A., Dennison K., Carter C. *Cognition in pregnancy and the first year post-partum*. Psychology and Psychotherapy Theory Research and Practice,76 (Pt. 1), 2003, pp. 69-84.

13. Horney, K., *Psicología Femenina*, Madrid, 1982, Alianza editorial.

Estados Unidos a raíz de la Segunda Guerra Mundial: Helene Deutsch, Therese Benedek y Grete Bibring.

Helene Deutsch, una de las primeras discípulas de Freud que se especializó en atender a mujeres, señaló la importancia que cobra durante la gestación la relación que se haya tenido con la propia madre. Fue la primera en atribuir un origen emocional a los vómitos y los antojos, que, según ella, se relacionaban con cómo la embarazada revive la relación con su madre, con enorme ambivalencia (algo que ya ha quedado descartado). Therese Benedek, que ya mencionamos como la pionera en investigar los cambios psicológicos del ciclo menstrual, también defendió que toda la vida reproductiva de la mujer está condicionada por la relación con la madre. Benedek observó cómo, en el proceso de hacerse madre o padre, ambos miembros de la pareja pueden revivir y revisar sus propias historias tempranas de manera sincronizada con el desarrollo de su bebé desde el embarazo. Grete Bibring, la primera mujer profesora de psiquiatría en la Universidad de Harvard, describió el proceso del embarazo como algo cercano a la locura, según ella, porque en ese proceso emergen conflictos anteriores y expresarlos favorece su resolución.[14]

El pediatra y psicoanalista británico D. W. Winnicott

14. Fernández Lorenzo, P. e I. Olza, *Psicología del embarazo*, Madrid, Síntesis, 2020.

(1896-1971) insistió en calificar de «cercano a la locura» el proceso psíquico del embarazo. Él lo llamó «preocupación materna primaria», un estado mental particular que, según él, se caracteriza por un «ensimismamiento transitorio» incrementado en las últimas semanas del embarazo y que cede semanas después del parto. Decía Winnicott que si no hubiera un bebé en la ecuación, sería una verdadera locura. Pero explicó que ese estado de alta sensibilidad emocional era necesario para que la madre pudiera ponerse en el lugar del bebé y ocuparse de sus cuidados tras el nacimiento. También fue el pionero en afirmar que, durante el primer año de vida de la criatura, madre y bebé deberían ser considerados una unidad (la diada) y atendidos como tales.

Este trabajo psíquico durante el embarazo que mencionó Bibring, relacionado con revisitar lo que fue la propia infancia, también lo describieron muchos otros investigadores, como el pediatra T. B. Brazelton junto al psicoanalista B. G. Cramer, al afirmar que la mujer embarazada «se identifica simultáneamente con su propia madre y con su bebé, y así juega mentalmente con esos roles y revisa los atributos de ambos en base a su propia experiencia».[15] Pero no solo se recuerda la propia in-

15. Brazelton, T. B. y B. G. Cramer, *La relación más temprana*, Barcelona, Paidós, 1993.

fancia, sino que, según algunos autores, como Judith Ballou, también es preciso conseguir una cierta «reconciliación»: en el embarazo, habría una necesidad natural de acercarse a la propia madre y de reconciliarse con ella. Sostiene Ballou que hay que aceptar tanto el amor como la decepción, mediante un proceso sanador que oscila entre el enfado y las exageraciones y que se suaviza conforme avanza el embarazo.[16]

Monique Bydlowski es una psiquiatra psicoanalista francesa que trabajó durante más de treinta años con embarazadas y puérperas en una gran maternidad parisina. Bydlowski acuñó el término «transparencia psíquica» para describir ese estado psíquico que se desarrolla gradualmente hasta alcanzar un grado de sensibilidad creciente durante el embarazo y, especialmente, al final de la gestación.[17] Según esta autora, la transparencia psíquica se caracteriza por un resurgir de recuerdos del pasado que afloran del inconsciente a la consciencia porque disminuye la represión. Así, durante la gestación, puede aparecer una cierta nostalgia sobre la niña que la mujer un día fue: se tiene más presente a esa niña. Esta transparencia facilita que la embarazada pueda pasar mucho tiempo fantasean-

16. Ballou, J., *The psychology of pregnancy: Reconciliation and resolution*. Lexington Books, 1978.
17. Bydlowski, M., *La deuda de vida: Itinerario psicoanalítico de la maternidad*, Barcelona, Biblioteca Nueva, 2007.

do a la vez que recordando su propia infancia. Si esta fue grata, su recuerdo permite imaginarse apaciblemente cómo será la infancia del bebé en camino. Sin embargo, señala Bydlowski, si la infancia fue traumática y estuvo marcada por los abusos o el abandono emocional, la fuerza de esas «angustias primitivas» (que también mencionaba Winnicott) puede incluso llevar a pedir una interrupción del embarazo o bien manifestarse mediante una angustia o una depresión importantes. De este modo, la transparencia psíquica equivale a (o conlleva) una reactivación de procesos psicológicos anteriores no resueltos, incluso una reagudización de duelos antiguos.

El término «transparencia psíquica» ha triunfado y se ha popularizado para describir en parte esa cualidad del proceso psíquico del embarazo consistente en recordar la propia infancia que ya describieron las pioneras. No es de extrañar, pues supone una manera muy sencilla de resumir esa necesidad inherente de revisar la propia infancia y demás asuntos pendientes mientras se espera la llegada del bebé. Algo así como si el trabajo psíquico del embarazo consistiera en sacar los trapos sucios, lavarlos y plancharlos para volver a colocarlo todo en su sitio. Habría que poner luz en esos recuerdos de la infancia y demás temas pendientes a nivel emocional. Sería como recordar y revisar cómo fuimos criadas, qué pasó en nuestra primera infancia, para tener claro qué nos gustó y qué no queremos repetir con nuestro bebé mientras esperamos su llegada.

Esta descripción coincide con lo que muchas profesionales de la salud mental perinatal observamos en la consulta con embarazadas que presentan ansiedad, depresión o trastorno mental. Recuerdo a una mujer que llegó con una angustia enorme estando en el primer trimestre de embarazo: se sentía tan mal que estaba valorando interrumpir la gestación pese a que había sido un embarazo buscado y deseado. Con mucho dolor, decía: «He llegado a pensar: "¡Ojalá me den un tiro yendo por la calle porque yo no me atrevo a matarme! Necesito acabar con este sufrimiento"». Se sentía muy culpable de haber buscado el embarazo y del daño que le estaba haciendo a su pareja verla así desde prácticamente el inicio de la gestación. En la primera entrevista clínica, le expliqué este concepto de transparencia; cómo, a veces, con la llegada del embarazo, se activan nítidamente los recuerdos traumáticos, los abusos o las experiencias terribles que se vivieron hace muchos años y que están reprimidas, como si estuvieran escondidas y guardadas en el fondo del armario de la psique. En ese instante, la mujer contó espontáneamente que había sufrido abusos en la infancia y, cuando le expresé que su angustia probablemente señalaba su miedo a que a su bebé le pudiera pasar algo similar en la vida y que eso era indicador de que ya debía quererlo mucho, se conmovió y aceptó seguir viniendo a la consulta. En pocas semanas, se sintió mucho mejor y pudo disfrutar del embarazo y vincularse con su bebé. El trabajo, en este caso, consistió en separar su dolor por su propia historia de la vida que le esperaba a su bebé y comprender que su experiencia no iba a repetirse. Esto es algo que ya hacía John Bowlby a mediados de los años cincuenta, cuando explicó que, en ocasiones, una única entrevista con la madre acerca de su propia infancia bastaba para mejorar muchísimo la capacidad de vinculación con el bebé.

La «revoltura» asociada al embarazo a nivel emocional, sumada a esa necesidad de reconciliación con la madre que mencionaba Ballou, también la vemos en mujeres que, en pleno embarazo, necesitan volver a acercarse a su madre pese a haber tenido una relación muy difícil con ella. A veces, ese idilio con la madre solo dura unos meses tras la llegada del bebé, pero el acercamiento permite a la embarazada sentirse maternada durante la gestación, que es una forma de decir cuidada, sostenida y querida.

Entendiendo así la gestación psíquica, se comprende que el embarazo sea un momento privilegiado para revisar el pasado y resolver duelos y temas pendientes; es decir, para algunos tipos de psicoterapia. Porque si esa plasticidad cerebral permite o favorece que se recuerden con mayor facilidad duelos, traumas y conflictos del pasado, también va a posibilitar un trabajo más ágil. Por lo tanto, mientras que antes se pensaba que en el embarazo era mejor no remover algunos temas, hoy en día, los estudios sobre psicoterapia en el embarazo demuestran que, en ese tiempo, la terapia puede ser especialmente eficaz y resolutiva. Es decir, no solo no está contraindicada, sino especialmente indicada, aunque, claro, hay que recordar que la psicoterapia, como cualquier otro tratamiento de salud mental, solo debería llevarla a cabo profesionales adecuadamente formados y supervisados.

Según la perspectiva de la psicología evolutiva, durante el embarazo, hay que atravesar una crisis muy parecida a la adolescencia: se requiere una regresión previa al crecimiento. Es preciso aclarar que decir que el embarazo conlleva un crecimiento personal no significa que las mujeres que no han gestado ni gestarán no vayan a alcanzar la misma madurez. Bibring describe el embarazo como una crisis que revuelve identificaciones y conflictos no resueltos y que ofrece una oportunidad para encontrar soluciones más adaptadas mediante una nueva organización de la personalidad.[18]

18. Bibring, G. L. y A. P. Valenstein, «Psychological Aspects of Pregnancy», *Clinical Obstetrics and Gynecology*,19(2), 1976, pp. 357-371.

Esta similitud entre la transición maternal y la adolescencia ya fue observada por la antropóloga Dana Raphael, quien, en 1973, acuñó el término «matrescencia» para resumir toda la transformación que implica convertirse en madre y que, en su opinión, era necesario visibilizar como un proceso para que no resulte tan difícil y para que la atención al bebé no prive a la madre de la escucha que ella también va a necesitar. Dana Raphael era discípula de Margaret Mead y también le debemos el concepto de «doula», entendido como una mujer experta que ayuda a la madre en el parto. Dana Raphael fue, además, una pionera del lactivismo o defensa apasionada de la lactancia materna, que practicó amamantando en cualquier lugar a su hijo durante años, pero esa es otra historia.

La psicóloga neoyorquina Aurelie Athan rescató el término «matrescencia» en 2016 para referirse a todo el proceso de convertirse en madre, desde la preconcepción, pasando por el nacimiento hasta el periodo posnatal. «La duración exacta de la matrescencia es individual, se repite con cada bebé y podría decirse que puede durar toda la vida. El alcance de los cambios abarca múltiples dominios (bio-psico-social-político-espiritual) y puede compararse con el impulso evolutivo de la adolescencia». Gracias a ella, probablemente el término se ha popularizado para resumir tanto la transformación cerebral como el proceso psíquico propio del embarazo que conlleva convertirse en madre y visibilizarlo como algo equivalente a la transformación adolescente. Lo que, sin duda, favorece que no nos pille tan desprevenidas. De hecho, los últimos estudios neurocientíficos han venido a confirmar que la transformación cerebral del embarazo es muy similar a la de la adolescencia.[19]

Lo interesante de todas estas aportaciones es que conciben la gestación como un tiempo para entenderse mejor y prepararse a nivel emocional, una oportunidad para revisarse.

Algunas autoras han hecho algunas enmiendas a esta comprensión de la psicología del embarazo que me parecen interesantes. Edmée Ballif, una socióloga y antropóloga suiza, critica que, con la excusa de cuidar la salud mental durante el embarazo, se controle a las embarazadas y se las culpabilice aún más.[20] Cuestiona, sobre todo,

19. Carmona, S.; M. Martínez-García; M. Paternina-Die; E. Barba-Müller; L. M. Wierenga; Y. Alemán-Gómez; C. Pretus; L. Marcos-Vidal; L. Beumala; R. Cortizo; C. Pozzobon; M. Picado; F. Lucco; D. García-García; J. C. Soliva; A. Tobeña; J. S. Peper; E. A. Crone; A. Ballesteros y E. Hoekzema, «Pregnancy and Adolescence Entail Similar Neuroanatomical Adaptations: A Comparative Analysis of Cerebral Morphometric Changes», *Human Brain Mapping*, 40(7), 2019, pp. 2143-2152.
20. Ballif, E., «Policing the Maternal Mind: Maternal Health, Psychological Government, and Swiss Pregnancy Politics», *Social Politics*, 27(1), 2020, pp. 74-96.

la psicologización, que, de manera similar a la medicalización, puede hacer que cualquier malestar que sufra la gestante se atribuya a orígenes relacionales, a su vínculo con su madre, su padre o a otras historias del pasado, de manera muy culpabilizadora y sin tener en cuenta que, además de la reactivación o no de estos conflictos no resueltos, las embarazadas pueden estar viviendo otro tipo de situaciones que les afecten enormemente (por ejemplo, la violencia de género).

Critica Ballif también que las teorías al respecto del proceso psicológico del embarazo transmiten la idea de que las gestantes están totalmente sometidas a su inconsciente y propician que el embarazo se vea como una enfermedad, incluso, como una enfermedad mental, olvidando la diversidad de experiencias y vivencias que puede haber en la gestación y que son absolutamente sanas. Además, facilitarían que vivan el embarazo con miedo y pánico al estrés, cual pescadilla que se muerde la cola, lo que, a su vez, puede dañar el desarrollo del bebé en el útero de la misma manera que lo dañan el alcohol o las drogas: el terrible círculo de la culpa materna tan universal como dañina.

Estoy en parte de acuerdo con Ballif, sobre todo, porque, cuando se teoriza sobre los procesos psíquicos del embarazo, me resulta llamativo que apenas se nombren la alegría, la dicha, la creatividad o la erótica, como si el propio embarazo no fuera resultado y parte de nuestra vida amorosa y sexual. De hecho, es penoso comprobar cómo los primeros trabajos de investigación al respecto de la sexualidad en la gestación se centraban en averiguar si el coito durante la gestación puede ser dañino para el bebé, reflejando una vez más esa visión misógina en la que la atención al embarazo se traduce en proteger a los bebés en los úteros de sus madres. Qué poco se habla del disfrute y del goce sexual en el embarazo, cuando, para muchas mujeres, es un momento de plenitud y sensualidad absolutas, como si supiéramos mucho más sobre las penurias y las dificultades de algunas gestantes que sobre la plenitud y la dicha de muchas, tal vez la mayoría. Laura Stanley es una madre estadounidense que transitó sus embarazos y partos de forma muy gozosa y que ha escrito mucho sobre la erótica de ambos. «Me encantaba estar embarazada. Me sentía sexy, sensual, explosiva y bella. Y cada vez que contemplaba mi tripa creciente, recordaba el glorioso acto de amor que había sido la concepción de mi bebé», cuenta Stanley.

El otro gran asunto en el que clásicamente se ha centrado la psicología de la gestación es la relación con el bebé (o bebés en el embarazo múltiple). Imaginar, fantasear, soñar y pensar en el bebé que se está gestando y relacionarse con él o ella: interactuar, hablar, cantarle, tenerle presente y, lógicamente, también cuidarlo. Los psicoanalistas, tradicionalmente, han hablado mucho de los sueños y las fantasías relacionadas con el bebé, las llamadas «representaciones maternales». La manera en la que te imaginas al bebé, por lo visto, predice bastante bien de qué modo vas a relacionarte con él una vez nazca, aunque también se ha criticado que la mayoría de esos trabajos parten de escuchar a embarazadas ansiosas y deprimidas, generalizando a partir de ellas, sin conocerse apenas las fantasías de las mujeres que llevan su gestación con felicidad.

La relación con el bebé en el útero suele denominarse «vínculo prenatal». Curiosamente, este vínculo empezó a nombrarse al observar las intensas reacciones de duelo de muchas mujeres cuando sus bebés morían antes de nacer, como si antes de que se visibilizara ese dolor los médicos no hubieran prestado atención a dicha relación. Luego se comprobó que ese vínculo motivaba a la madre a cuidarse. Es obvio: cuanto más se quiere, más se protege y se cuida. Su intensidad se ha asociado con prácticas de salud positivas durante el embarazo, como la abstinencia del tabaco, el alcohol y las drogas ilegales, la obtención de atención prenatal, una dieta saludable, buenos hábitos de sueño y ejercicio, etc.[21] Uno de los factores más determinantes en el vínculo prenatal es el apoyo del padre. Históricamente, se ha delegado al padre al lugar del espectador, mientras que ahora se insiste en la necesidad de que se impliquen y vinculen también desde la gestación y que aprovechen ese tiempo para indagar en sus orígenes o, incluso, ir a terapia.[22] Pero antes de entrar en cómo vive el padre el embarazo, profundicemos en la vivencia de la gestación.

¿Cómo es sentir a otro ser humano creciendo dentro de tu cuerpo? La respuesta va más allá de la psicología. Las que se han atrevido desde la filosofía a indagar en la fenomenología del embarazo intentan ahondar en esa complejidad partiendo de que, durante el embarazo, el cuerpo es a la vez de la madre y del bebé en sentidos diferentes. Nombran la peculiar duplicidad de la experiencia: solo las madres pueden saber lo que es gestar, pero todos los seres humanos hemos sido gestados, lo que la hace particularmente individual y universal. El embarazo, desde el punto de vista de la madre, es toda una experiencia que encierra cuestiones filosóficas muy profundas

21. Brandon., A. R.; S. Pitts; W. H. Denton; C. A. Stringer y H. M. Evans, «A History of the Theory of Prenatal Attachment», *Journal of Prenatal & Perinatal Psychology & Health*, 23(4), 2009, p. 201.

22. Peña, M., *Paternidad aquí y ahora: 9 lecciones para ser mejor padre que tu padre*, Barcelona, Arpa, 2023.

vinculadas, entre otras, con la subjetividad, la relación con los otros, los límites del cuerpo, la autonomía y el origen de la vida.

La filósofa experta en ética Fiona Woollard profundiza en esa transformación más allá de lo físico y explica que el embarazo es una «experiencia epistémica transformativa»: los y las que no han atravesado una gestación difícilmente podrán imaginárselo. El embarazo te cambia de tal manera que es imposible adquirir ese conocimiento sin haberlo experimentado.[23] Experta en ética aplicada al aborto, ella misma explica que cuando se quedó embarazada, todos los trabajos filosóficos sobre el tema le resultaban decepcionantemente pobres. De repente, le parecía que el embarazo, tal y como lo describían esos textos, con los que ya estaba muy familiarizada con anterioridad, consistía en algo así como «pasar nueve meses tumbada en una cama blanca y limpia con un tubo que te conectaba a un ser humano adulto en miniatura de quien debías ocuparte sin que se notara en tu cuerpo». «El embarazo no es así —añade—, pero, a la vez, me di cuenta de lo difícil que me resultaba explicar cómo estaba cambiando mi comprensión de la gestación a raíz de mi

23. Woollard, F., «Mother Knows Best: Pregnancy, Applied Ethics, and Epistemically Transformative Experiences», *Journal of Applied Philosophy*, 38(1), 2021, pp. 155-171.

embarazo». Es muy improbable adquirir todo ese conocimiento sin estar embarazada. «Recuerdo mi sorpresa y casi indignación al comprobar que mi vista cambiaba y, de repente, necesitaba gafas; mis pies crecían hasta el punto de que ya no me cabían los zapatos y empezaba a babear por el exceso de producción de saliva».[24] Por todo ello, afirma que una de las mejores herramientas para comprender la gestación es la literatura. Sin embargo, se ha hablado poco de embarazo en los textos clásicos. En el canon literario occidental, la selección de obras literarias consideradas clásicas, el embarazo brilla por su ausencia, al igual que la maternidad, pese a la universalidad del tema. La escritora Laura Freixas lo contaba así: «Cuando me quedé embarazada, busqué las grandes novelas sobre el embarazo, pero caí en la cuenta de que no las hay».[25]

«¿Cómo describir lo que realmente se siente al hacer crecer a una persona dentro de otra persona? ¿De qué modo contar la curiosamente silenciada historia de cómo comenzó cada uno de nosotros?», se pregunta Woollard. La autora británica describe el embarazo como inexpresable e indescriptible, y añade: «Al igual que con todas

24. Woollard, F., «Mother Knows Best: Pregnancy, Applied Ethics, and Epistemically Transformative Experiences», *Journal of Applied Philosophy*, 38(1), 2021, pp. 155-171.
25. Freixas, L., *El silencio de las madres y otras reflexiones sobre las mujeres en la cultura*, Barcelona, UOC, 2015.

las experiencias más profundas, salvajes y difíciles, cualquier intento de explicar el embarazo lo reduce, lo borra por completo».[26] Asimismo, hay tal diversidad de vivencias de embarazo según el contexto, la psicobiografía, el deseo o la cultura que son especialmente necesarios infinidad de relatos y voces con toda su diversidad para poder, al menos, intuir la experiencia. Por fortuna, en los últimos años, estamos asistiendo a una proliferación de narrativas que abordan la cuestión.

Sobre la experiencia más física de contener a otro ser humano, la filósofa feminista Iris Marion Young contó lo siguiente: «Conforme avanzan los meses y las semanas, cada vez siento más mis entrañas, tensas y presionadas, y cada vez siento el movimiento de un cuerpo dentro de mí. En el embarazo, literalmente, no tengo una firme sensación de dónde termina mi cuerpo y dónde comienza el mundo». Young describió lo difícil que le resultaba acostumbrarse a su nuevo cuerpo, porque ella se percibía como antes de estar embarazada y se sorprendía cuando su barriga chocaba con algo externo. La poeta estadounidense Adrienne Rich explicaba lo siguiente: «En el inicio del embarazo, el removimiento del feto se

26. Woollard, F., «Mother Knows Best: Pregnancy, Applied Ethics, and Epistemically Transformative Experiences», *Journal of Applied Philosophy*, 38(1), 2021, pp. 155-171.

sentía como temblores fantasmales de mi propio cuerpo; más tarde, como los movimientos de un ser aprisionado en mí; pero ambas sensaciones eran mis sensaciones, contribuyendo a mi propio sentido del espacio físico y psíquico».

La poeta británica Hollie McNish menciona otro tema recurrente: cómo se sienten las embarazadas ante las miradas de los demás, de qué modo cambia la relación con los otros. «Me doy cuenta de que mi cuerpo ahora le dice al mundo: "yo, Hollie McNish, he tenido sexo sin protección"».[27] Algo que también mencionó Rich: «Cuando estuve visiblemente embarazada, por primera vez en mi vida adolescente y adulta, no me sentí culpable. Estaba envuelta en una atmósfera de aprecio —incluso, por parte de desconocidos en la calle—. Como un aura que llevara conmigo, las dudas, los temores y los recelos topaban con una negación absoluta. Esto es lo que las mujeres han hecho siempre».[28] Amandine Dhée lo resume en una sentencia: «Mi barriga ha pasado a ser de dominio público».[29]

Volviendo a la vivencia de la gestación, dado que hay un proceso psíquico subyacente facilitado por los cam-

27. McNish, H., *Nadie me dijo: Criar y crear*, Málaga, La Señora Dalloway, 2018
28. Rich, A., *op. cit.*
29. Dhée, A., *La mujer borrador*, Gijón, Hoja de Lata, 2020.

bios que las hormonas producen en el cerebro, ¿significa eso que todos los embarazos se parecen mucho? La francesa Amandine Dhée y la peruana Gabriela Wiener escribieron sendos libros sobre sus primeros embarazos (la primera, en Francia y, la segunda, entre España y Perú), que recogen la vivencia de sus gestaciones con reflexiones que sirven para ilustrar cuánto hay de universal. Dhée se pregunta en su relato «La mujer borrador»: «¿Cómo decir la violencia de estar habitada por otro? ¿Soy la única en acordarse de *Alien*?».[30] Y, más tarde, cuenta: «Me enorgullezco de mi enormidad, como si fuera mérito mío». Gabriela Wiener, en su obra *Nueve lunas*, dice:

> Mi pequeño habitante era, en ese instante, lo más parecido a un tumor. Sus células crecían y se multiplicaban rápidamente, penetrando en mis tejidos y erosionando mis vasos sanguíneos. Era un parásito que vivía a expensas de mí, extrayendo su fuerza y alimento de mi cuerpo. Respiraba de mi oxígeno. Y yo resoplaba.

La ambivalencia, el hecho de sentir que todo el mundo observa tu cuerpo, la responsabilidad y el estrés de intentar estar relajada y seguir las normas, en ocasiones

30. Dhée, A., *op. cit.*

tan agobiante, son temas comunes. «Un ser absolutamente confiado y frágil depende de tu buen humor y mejor juicio. Si lo piensas bien, es enloquecedor», señala Wiener, y añade: «Tuve miedo. Condenaría a mi hija a la obesidad prenatal. El sufrimiento le parecería algo ordinario, la vida misma». Algo muy similar menciona Dhée: «Me estreso en modo *matrioshka*: me estreso y me estresa que el bebé sienta mi estrés…».

Wiener también es franca al hablar de su deseo sexual durante la gestación y cómo a veces esto funciona a modo de ansiolítico: «Exorcizaba mi angustia perdiéndome en las galerías de imágenes de embarazadas desnudas en la web». Y describe sus pensamientos más truculentos:

Los manuales para embarazadas dicen muchas cosas sobre cómo cuidar tu alimentación, evitar el tabaco, alejarse del alcohol, hacer ejercicios y luchar contra las estrías, pero ninguno dice nada acerca de regodearte con el morbo-interés por las historias e imágenes violentas. A mí me dio por buscar el horror en sus formas más insoportables: accidentes, tsunamis, coprofagia, descuartizamientos, autopsias, suicidios, ejecuciones, masacres, celebridades muertas…

Dhée expresa la transparencia psíquica: «En vez de crecer, vuelvo a ser niña. Otra vez me flaquea la madre», e identifica esa necesidad de sentirse maternada por otras mujeres: «¿Madre yo? ¿Cómo me las voy a arreglar? Me busco madres por todas partes, me apodero de las mujeres a las que quiero y me fabrico madres de socorro». Wiener, por su parte, resume: «¿Qué clase de hija soy, qué clase de madre seré?». Hacia el final de la gestación, las dos hacen afirmaciones categóricas que reflejan la unicidad de la experiencia gestante. «Estoy tan llena que la soledad ha dejado de existir», sentencia Dhée. «Todo está ocurriendo dentro de mí», dice Wiener.

¿Significa esto que todos los embarazos se parecen? Me inclino a pensar que probablemente no, o muy poco, porque las circunstancias y los contextos de cada embarazo pueden diferir tantísimo que la vivencia de una y otra pueden ser radicalmente diferentes. En consecuencia, merece la pena avanzar en una fenomenología o clasificación de la vivencia de la gestación según otros factores.

El primero de todos ellos, seguramente, sea el deseo: la diferencia entre un embarazo deseado y otro no deseado puede ser abismal. Más aún si la concepción es el resultado de una violación, como tantas veces sucede en relaciones marcadas por la violencia de género o en las guerras.

Esa diferencia puede establecer la primera decisión que muchas madres sienten que necesitan tomar antes que nada: abortar o continuar. Igualmente, si el embarazo llega después de una o varias pérdidas gestacionales, la vivencia puede ser tremendamente diferente. El embarazo múltiple, el embarazo adolescente, el embarazo complicado, el embarazo con bebé al que se le diagnostica una malformación, el embarazo tras la reproducción asistida, con óvulos o embriones donados... Todas estas situaciones van a requerir cuidados diferentes en cada caso.

¿Y qué decir del embarazo imaginario? El otro extremo de la negación de embarazo, el embarazo imaginario o seudociesis, que implica el convencimiento de que estás embarazada sin estarlo, también se observa a veces. Por lo visto, parece estar relacionado con tener tantas ganas de quedarse encinta que se empieza a tener síntomas de embarazo sin estar gestando.[31] Uno de los casos más llamativos que atendí como psiquiatra de guardia fue el siguiente: en mitad de la noche, recibí la llamada de un obstetra desde el paritorio contándome que les había llegado una mujer que se había puesto de parto en un autobús municipal, que este se había desviado de su tra-

31. Tarín, J. J.; C. Hermenegildo; M. A. García-Pérez y A. Cano, «Endocrinology and Physiology of Pseudocyesis», *Reproductive Biology and Endocrinology: RB&E*, 11, 2013, p. 39.

yecto para ir rápidamente al hospital con todos los pasajeros y que, cuando la mujer llegó en volandas al paritorio, comprobaron que ni tenía bebé ni tenía útero... Recuerdo atender a la mujer en el box de psiquiatría y que me llamaran de la puerta del hospital para preguntarme qué le decían al conductor del autobús: el pobre había regresado al acabar su turno ¡solo para preguntar cómo había ido el parto y si el bebé había sido niño o niña! En algunos pocos casos, la seudociesis puede verse facilitada por una alteración hormonal subyacente, pero, en la mayoría, el origen es puramente psicológico. Cuán poderosa puede llegar a ser la mente...

El caso es que lo de tener síntomas de embarazo sin estar encinta se parece al clásico «síndrome de Couvade» descrito en hombres cuando sus parejas están embarazadas. Una serie de síntomas de tipo «psicosomático» que se han observado en culturas muy diferentes y que, probablemente, tengan algo que ver con la dificultad de muchos hombres para nombrar y expresar abiertamente sus emociones.[32] El psicólogo Máximo Peña le da la vuelta al concepto al afirmar lo siguiente: «En el siglo XXI, la masculinidad está más cerca de hacer la colada que de la co-

32. Piechowski-Jozwiak, B. y J. Bogousslavsky, «Couvade Syndrome — Custom, Behavior or Disease?», *Frontiers of Neurology and Neuroscience*, 42, 2018, pp. 51-58.

vada». Pero avisa: «Nada debería hacernos perder de vista que la embarazada es ella, que el centro de atención y los cuidados es ella y que las decisiones en torno al embarazo y el parto le corresponde tomarlas a ella».[33]

Los estudios señalan que los padres quieren y desean sentirse incluidos en la atención sanitaria al embarazo de sus parejas y que, si tienen un estilo de apego seguro, es muy probable que se vinculen desde la gestación con el bebé en camino, que le amen desde muy temprano y disfruten mucho de todo el proceso. Los padres que viven en relación estrecha con la embarazada también presentan cambios hormonales: les baja la testosterona. Probablemente, esto les prepare para la paternidad y promueva las conductas de cuidados.[34]

Lo que dicen los estudios sobre el deseo de paternidad es que se construye, sobre todo, en la relación con la pareja. La mayoría de los padres inmersos en una relación amorosa con la mujer que gesta van a poder ser un apoyo importantísimo y clave en la vivencia de la gestación. Por eso, resulta fundamental que los profesionales sanitarios los incluyan y los hagan partícipes de los cui-

33. Peña, M., *Paternidad aquí y ahora: 9 lecciones para ser mejor padre que tu padre*, Barcelona, Arpa, 2023.

34. Sim, L.; W. J. Chopik; B. M. Wardecker y R. S. Edelstein, «Changes in Prenatal Testosterone and Sexual Desire in Expectant Couples», *Hormones and Behavior*, 125, 2020.

dados en la gestación, los escuchen y los atiendan como sujetos igualmente interesados en prepararse y vincularse con su hijo o hija. Es todo un tema que precisa de una revisión importante y una mayor formación de las profesionales sanitarias. Pero, además, requiere de un debate y una transformación social que permita vivir los embarazos desde un lugar más propicio que otorgue a los hombres la oportunidad de conectar con su ternura y su capacidad de vincularse y llegar a la paternidad de una manera mucho más entrañable que la clásica paternidad marcada por la ausencia. Porque, aunque no estén gestando físicamente, a los hombres también se les van a remover muchas historias cuando sus parejas esperen un bebé suyo.

Cada vez son más los padres que cuestionan cómo fueron criados por sus progenitores, en muchos casos, ausentes, y deciden estar presentes e implicarse en la crianza desde un lugar mucho más igualitario y sostenedor de la diada madre-bebé.[35]

Una de las narrativas más preciosas que he encontrado sobre la vivencia del embarazo para el padre es el libro de Andrés Neuman *Umbilical* (2021), donde escribe lo siguiente: «Tenía tanto miedo de que vinieras, hijo, a

35. Peña, M., *op. cit.*

reencontrarme. Espero que me enseñes a llorar lo que no he llorado». Y añade en una cita que, en mi opinión, resume maravillosamente el trabajo y la vivencia del padre en el embarazo: «Se te aprende a querer mientras no vienes; he ahí la otra gestación».

4

GESTAR PARA OTROS

Gestación subrogada. Vientres de alquiler. Gestar un bebé y, nada más nacer, dárselo a otras personas para que se encarguen de criarlo. Personas que, probablemente, han pagado bastante dinero para poder quedarse con ese bebé, que, en algunos casos, lleva parte de sus genes, pero en la mayoría, no. Vender un bebé o comprarlo o regalarlo. Gestación por sustitución.

Me cuesta empezar este capítulo y dudo al elegir cada palabra. Así que igual por eso necesito comenzar por un aviso o *disclaimer*: cada vez hay más familias en nuestro país y en el mundo en las que uno o varios de sus miembros han llegado de esta forma. Fueron gestados por mujeres de otros países y ahora se crían entre nosotros. Esos bebés, niños o niñas, adolescentes, forman parte de esas familias, la mayoría son amados y aman...

Me parece importantísimo elegir un lenguaje lo más

respetuoso posible, tenerlos muy presentes, entender que hay una infinidad de situaciones absolutamente irreversibles. Algunas de esas familias se encuentran ahora con unas dificultades en la crianza que ni siquiera imaginaron. Entiendo que no todas las personas que optaron por la gestación subrogada para satisfacer su deseo de maternidad o de paternidad tenían toda la información y el conocimiento del que yo dispongo. Y sé que, a veces, comprender todo lo que implica esta práctica puede generar dolor y culpa. Por este motivo, necesito empezar asegurando que escribo estas líneas teniendo en mente a los menores —algunos ya adultos— así gestados y a sus familias, al igual que a todas las mujeres que han gestado o gestarán para otros.

Ese cuidado hacia las personas que han sido gestadas por encargo o que han gestado con este fin no debería ser impedimento para reflexionar y visibilizar lo que implica y conlleva la gestación subrogada en todos los planos, en lo biológico, psicológico o personal, pero también en términos sociales, políticos y globales. Lo mismo que es obligado tener presentes a las personas que han llegado al mundo de esta forma, es necesario pensar en las mujeres que se ven abocadas a gestar para otros en contextos de explotación reproductiva y violencias de todo tipo, casi siempre mujeres muy pobres de países muy pobres.

Como psiquiatra perinatal, llevo bastantes años estudiando, investigando y reflexionando sobre este tema y he podido atender a mujeres y familias que han atravesado esta experiencia. Siento que las profesionales de la perinatalidad tenemos mucho que aportar, pues nos toca difundir y compartir todo el conocimiento que ya tenemos sobre lo que implica la gestación, el nacimiento y el puerperio, así como sus consecuencias para la salud física y mental a lo largo de la vida, y aplicarlo al escenario que se da en la gestación subrogada.

La visión que se da en los medios de comunicación de este tipo de gestación oscila entre los relatos idílicos de personas famosas que han sido madres o padres por esa vía y las noticias que revelan situaciones de franca explotación de madres, tráfico de bebés y problemas derivados. En el primer caso, los testimonios aluden siempre a la realización de su deseo de maternidad o paternidad, pero no suelen nombrar los numerosos problemas que la gestación subrogada conlleva. En particular, es llamativo hasta qué punto se invisibilizan los riesgos y las posibles consecuencias de la subrogación a medio y largo plazo para la salud de las madres y los bebés. Parece que con tener un bonito bebé en brazos todo estuviera ya resuelto.

Los defensores de la subrogación suelen argumentar

que esta ya se reconocía en el Antiguo Testamento, aludiendo a la historia de Abraham y Sara. Según se relata en el Génesis, teniendo los dos cerca de ochenta años, ella le propuso a él que yaciera con la criada, Hagar, para concebir un bebé. Así llegó Ismael al mundo, que luego criaron Sara y Abraham. Más que una prueba de que la subrogación existe desde muy antiguo, a mí la historia de Hagar me parece una prueba de que la explotación reproductiva es inherente al patriarcado. Lo cierto es que la frustración que produce la infertilidad ha estado siempre presente. A lo largo de la historia, las personas pudientes infértiles han buscado y conseguido de maneras diversas —y, en ocasiones, muy perversas— quedarse con bebés gestados por madres pobres. Los casos de robos de bebés de mujeres presas en dictaduras son otro triste ejemplo reciente. En la antigua China, también se permitía que «un hombre tomara prestado el vientre de una mujer para engendrar descendencia», una práctica que persistió varios siglos. También era habitual en Japón, donde, desde tiempos inmemoriales, había un tipo de concubina con un contrato corto con la finalidad de dar un descendiente; a estas mujeres se las llamaba *mekake-bouko*.[1]

---

1. Yanagihara, Y., «La historia de las "criadas escarlata" en Asia oriental. La práctica ancestral de los embarazos por contrato», en B. O. García, ed., *¿Gestación subrogada? Un enfoque feminista abolicionista de la explotación reproductiva*, Ciudad Real, Serendipia, 2023, pp. 85-101.

En Estados Unidos, meca del capitalismo, a partir de los años setenta, empezó a extenderse la práctica,[2] inicialmente, mediante la «subrogación tradicional», en la que un hombre dejaba embarazada a una mujer que no era su esposa y el bebé luego pasaba a ser del matrimonio. El abogado Noel Keane redactó el primer contrato de subrogación en 1976 para una pareja que había puesto un anuncio buscando una mujer que quisiera gestar para ellos un bebé concebido mediante inseminación artificial. El primer juez que analizó el contrato en Michigan dijo que no veía problema alguno en que una mujer renunciara a su bebé tras el parto y tampoco en que la pareja que lo había encargado asumiera los gastos médicos, pero no veía posible que los padres pagaran a la mujer por gestar a un bebé. En 1980, una mujer conocida con el seudónimo de Elizabeth Cane fue la primera en recibir legalmente diez mil dólares por gestar a un bebé. En 1985, se produjo la primera gestación subrogada con reproducción asistida, lo que facilitó que, a partir de entonces, en la mayoría de los casos, el embrión implantado no tuviera los genes de la gestante al usarse óvulos de otras mujeres.

En 1986, el llamado «caso Baby M» marcó un antes y

2. Ekis Ekman, K., *El ser y la mercancía. Prostitución, vientres de alquiler y disociación*, Barcelona, Bellaterra Edicions, 2017.

un después cuando una mujer pidió quedarse con el bebé que había gestado por encargo al día siguiente del parto. En este caso, el bebé lo había concebido con su propio óvulo. El asunto se dirimió en los tribunales durante dos años, hasta que, finalmente, se dio la custodia a la pareja que lo había encargado, pero autorizando a la madre biológica a mantener visitas regulares. Desde finales de los ochenta, con el desarrollo de la reproducción asistida, en Estados Unidos proliferaron las agencias y clínicas que facilitaban esta «transacción». A partir de los noventa, conforme avanzaba la globalización, el mercado comenzó a deslocalizarse, ya que pronto se entendió que resultaba mucho más económico «encargar» un bebé en países como India o Tailandia que en Estados Unidos, donde los tratamientos médicos tienen un coste desorbitado. La gestación subrogada llamada «tradicional», en la que la mujer se quedaba embarazada con sus propios óvulos, pasó a ser algo excepcional y, en muchos lugares, directamente se prohibió.

Algunos países comenzaron también a legislar al respecto, en ocasiones, señalando las diferencias según cuál fuera la intención de la gestante: si lo hacía a cambio de una retribución económica, entonces, se consideraba «comercial», y si solo se cubrían sus gastos médicos, se calificaba de «altruista». Sin embargo, el trabajo de las agencias y las clínicas intermediarias nunca es altruista: las familias que consiguen un bebé de este modo siempre tienen que hacer un importante desembolso económico.

Conforme se incrementaba el volumen del negocio, la deslocalización era cada vez mayor. Por ejemplo, se gestaban bebés en India con óvulos de donantes del norte de Europa para parejas de hombres en Israel. En muchos casos, los datos de las embarazadas no quedaban registrados en ningún lugar. Se fueron conociendo y denunciando algunos casos especialmente preocupantes: desde el millonario que llegó a encargar casi veinte bebés en poco más de un año, hasta la pareja que pidió a la madre abortar a un trillizo, pasando por los numerosos casos de bebés abandonados por presentar algún problema físico. Los más graves correspondían a denuncias de casos donde hombres condenados por pederastia habían sido padres de esta manera. Algunos países, como India o Tailandia, decidieron prohibir la práctica a parejas extranjeras en un intento de frenar la explotación, lo que motivó que aumentara en los países colindantes del sudeste asiático. Así, el mercado se fue trasladando de unos países a otros incesantemente. Hoy en día, incluso se traslada a mujeres que gestan en países como Georgia o Ucrania a otros como Grecia o Chipre para que den a luz en la Unión Europea, o se lleva a mujeres de países como México o

Filipinas a Canadá, supuestamente, como empleadas del hogar para que, una vez allí, gesten «altruistamente».

Con la pandemia del COVID-19, se puso de manifiesto otro problema grave con la deslocalización: de repente, había cientos de bebés en países como Ucrania esperando a que alguien pudiera viajar para hacerse cargo de ellos, una espera que tardó varios meses en resolverse hasta que volvieron a abrirse las fronteras. Más recientemente, con la guerra en Ucrania, el mercado de recién nacidos de nuevo se ha desplazado hacia países de habla hispana, siendo ahora destinos favoritos países como México, Colombia o Argentina, donde las mafias dedicadas a la trata y explotación de mujeres y bebés están expandiendo su campo de acción y actuando de maneras cada vez más peligrosas.[3]

En España, la gestación subrogada no es legal. Sin embargo, se ha normalizado que personas famosas hagan público que han obtenido un bebé en países como Estados Unidos, Ucrania, Georgia, México o Colombia y que luego los hayan podido registrar en las respectivas embajadas españolas de dichos países mediante una cláusula de 2010.

«Yo gestaría» fue el eslogan de una campaña publici-

3. García, B. O., *¿Gestación subrogada? Un enfoque feminista abolicionista de la explotación reproductiva*, Ciudad Real, Serendipia, 2023.

taria promovida hace unos años por los defensores de la legalización en nuestro país. «Yo gestaría para ayudar a alguien a formar su familia», «Yo gestaría por alguien a quien quiero mucho», «Yo gestaría por mi hermana y por todas las que lo necesitasen...», «Si somos libres para abortar, somos libres para gestar», etc. De entrada y desde la ingenuidad, tal vez puede parecer una idea buena, romántica, o una idea no tan mala. Si una mujer no puede ser madre y su hermana, su amiga o incluso su propia madre quiere gestar para ella un bebé, con los óvulos de la otra, más de uno pensará «¿Qué hay de malo?». Es más, ¿no sería acaso una muestra preciosa de generosidad, empatía y altruismo? Y si la mujer o la pareja estéril no tienen una amiga o una hermana que geste para ellas, pero hay otra mujer deseando hacerles el favor, ¿por qué no? Al fin y al cabo, existen mujeres a las que les encanta estar embarazadas y parir, igual que hay otras que lo detestan. Mujeres que, tras haber gestado, ya no desean volver a ser madres, pero sí pueden contemplar la opción de hacerlo de manera altruista para otros. Y ya puestos a hacer un favor a unos desconocidos, en ocasiones, desde argumentos como ayudar a parejas homosexuales que tradicionalmente se han visto discriminadas en muchos ámbitos precisamente por su orientación sexual, ¿por qué no obtener una retribución económica «compensatoria» a cambio del «favor» o del trabajo que, en este caso, es pasar ni más ni menos que por una concepción por reproducción asistida, un embarazo y un parto o cesárea seguidos de una separación definitiva del recién nacido? ¿Acaso no sería similar a donar sangre, médula ósea o un órgano? Otro de los argumentos de los defensores de la legalización es el derecho de las mujeres a decidir sobre sus cuerpos, el famoso «nosotras parimos, nosotras decidimos» que utilizan para defender que una mujer pueda decidir gestar para terceros.

Antes de intentar responder a todas las preguntas que suscita este asunto, me parece necesario comprender de qué estamos hablando. Es preciso insistir una vez más en todo lo que conlleva la nomenclatura. En la jerga de la reproducción asistida, se alude a la gestación subrogada (embarazo y parto) como una «técnica» más para obtener un bebé y, para reforzar la idea, se describe, de hecho, como un «tratamiento médico» con sus indicaciones (aunque nunca se nombran las contraindicaciones). Asimismo, se utiliza la expresión «portadora gestacional» para referirse a la mujer embarazada y normalizar su uso. Esta expresión despersonaliza a esa embarazada hasta el punto de que no se la vea como una madre, ni siquiera como una mujer; casi podría ser un robot que «porta una gestación». Este hecho ya lo criticó la Organización de Naciones Unidas en su documento «Informe de la Relatora Especial sobre la venta y la explotación sexual de niños, incluidos la prostitución infantil, la utilización de niños en la pornografía y demás material que muestre abusos sexuales de niños», donde se afirma lo siguiente:[4]

En algunas jurisdicciones se denomina legalmente a una madre de alquiler sin vínculo genético como mera «portadora gestante». Esta perspectiva parte de la controvertida premisa de que una mujer que gesta y da a luz a un niño no es más madre de lo que lo es alguien que se dedica a cuidar niños. También parte del supuesto de que la madre de alquiler gestante no es nunca madre, pues no tiene vinculación genética con el niño, lo cual se contradice con la práctica de conceder la patria potestad a aspirantes a padres que tampoco tienen vinculación genética.

Es muy significativo que se nombre la gestación subrogada en un documento de la ONU dedicado a la explotación sexual infantil. Un informe que, precisamente,

4. Consejo de Derechos Humanos, *Informe de la Relatora Especial sobre la venta y la explotación sexual de niños, incluidos la prostitución infantil, la utilización de niños en la pornografía y demás material que muestre abusos sexuales de niños*, 2014.

describió la gestación subrogada como una práctica de trata, explotación y venta de seres humanos.

Resulta cuando menos paradójico que, en el caso de madres que han logrado el embarazo mediante ovodonación, nadie cuestione que sean ellas las únicas madres y se reste importancia a la ausencia de material genético materno, destacando la realización de la maternidad mediante el proceso de gestación y la crianza; mientras que, en la subrogación, por el contrario, se insista en que, al no ser el óvulo de la gestante, «no hay vínculo genético». ¡Como si eso significara que la madre no se va a vincular con el bebé! Es casi como pensar que, tras dar a luz, puedes desprenderte del bebé como te quitas una prenda de ropa porque no lleva tus genes.

Los mismos argumentos se usan en una u otra dirección según le interese a la industria de reproducción asistida. A las madres que gestan con óvulos donados se les dice que sí, que su bebé llevará su huella porque habrá modificaciones epigenéticas, microquimerismos y toda una serie de intercambios biológicos en los nueve meses de embarazo. A los que encargan un bebé por gestación subrogada, por el contrario, se les dice que «no habrá ningún vínculo biológico ni genético entre madre y bebé», como si nueves meses de gestación no fueran un puro vínculo biológico, el más intenso que existe en la vida humana. Se omite a propósito el conocimiento de los mecanismos de epigenética que permiten que el ambiente materno regule la expresión o no de algunos genes fetales, incluso si el óvulo del que viene el bebé no es de la madre que lo gesta.[5,6]

La Federación Internacional de Ginecología y Obstetricia (FIGO) afirma que «solo la subrogación gestacional es actualmente aceptable»; es decir, solo cuando el óvulo no pertenezca a la gestante, redundando en esta idea de que si el bebé no lleva los genes de la embarazada, ella no es su madre. Este es un aspecto común a todo lo que rodea la gestación subrogada: la supremacía que se otorga a los genes, algo que ya comentamos al hablar de la reproducción asistida, pero que aquí se intensifica. Se insiste en que los genes no son de la gestante, pero sí se facilita que sean del hombre que se quedará con el bebé.

Por lo tanto, se quita valor e importancia a la gestación, a la que se considera algo así como un horno donde se dejan fermentar unas semillas durante nueve meses

5. Fischbach, R. L. y J. D. Loike, «Maternal-Fetal Cell Transfer in Surrogacy: Ties That Bind», *The American Journal of Bioethics: AJOB*, 14(5), 2014, pp. 35-36.

6. Vilella, F.; J. M. Moreno-Moya; N. Balaguer; A. Grasso; M. Herrero; S. Martínez; A. Marcilla y C. Simón, «Hsa-miR-30d, Secreted by the Human Endometrium, Is Taken Up by the Pre-implantation Embryo and Might Modify Its Transcriptome», *Development (Cambridge, England)*, 142(18), 2015, pp. 3210-3221.

(la expresión «horno» la usan literalmente en muchos artículos). Desde esa perspectiva, lo que convierte en madre o padre es una mezcla de deseo y genética, como si el encuentro de uno y de otra aconteciera en la tercera fase y no encarnado en nuestros cuerpos de mujeres. Siempre se prioriza el vínculo genético con el padre, marca de la casa del sistema patriarcal.[7]

Entender todo lo que acontece en la gestación a lo largo de nueve meses, ¡nueve!, debería ser también el punto de partida cuando se plantea la posibilidad de legalizar, regularizar o prohibir estas prácticas. Antes de plantear el debate sobre la conveniencia o no de legalizar, como mínimo habrá que conocer muy bien las consecuencias y los riesgos para la salud física y mental de todas las partes implicadas. Y para comprender todo lo que implica la gestación subrogada, propongo analizar el proceso completo desde las dos perspectivas directamente involucradas: la de la mujer embarazada y la del bebé o bebés así gestados.

En primer lugar, para entender cómo es gestar para otros debemos tener en cuenta la complejidad del embarazo; es decir, aplicar los conocimientos que ya tenemos

7. Trejo Pulido, A., *En el nombre del padre. Explotación reproductiva de mujeres y venta de ser humanos en el siglo XXI*, Ciudad Real, Serendipia, 202

sobre la gestación a este escenario específico. Avanzo ya algunas dificultades. Para empezar, la investigación científica no está libre de dificultades y sesgos, menos aún en este tema. Hay pocos estudios y muchos de ellos los han llevado a cabo las propias clínicas de fertilidad que se lucran con el proceso, o sea, que hay todo un conflicto de intereses que casi nunca se nombra. Apenas hay estudios de seguimiento a largo plazo de los bebés así nacidos ni de sus madres tras el parto, especialmente, en los países más pobres. Normal, si se tiene en cuenta que, en muchos lugares, ni siquiera quedan registrados sus nombres y apellidos. Por eso, me parece importantísimo partir de los pocos estudios que han escuchado a estas mujeres en diversos países, así como de las activistas que están ayudando a visibilizar lo que sucede en los lugares más pobres.

En primer lugar, pensemos en el deseo, en los motivos que pueden llevar a una mujer a aceptar someterse a un tratamiento de reproducción asistida para gestar un bebé que luego se quedarán otros. Incluso si existe una minoría de casos genuinamente altruistas, la inmensa mayoría son de gestación subrogada comercial o, dicho de otro modo, por una necesidad económica. En los países donde solo se permite la modalidad altruista, enseguida se comprueba que la oferta es muchísimo menor que la demanda.

Las investigaciones confirman que las motivaciones

que llevan a gestar para otros casi siempre derivan de la necesidad económica.[8] Es bastante posible, además, que la motivación venga de la pareja, o de otros, como en los casos más graves de trata: mujeres a las que se les ofrece un trabajo en otro país que luego resulta ser para gestar para otros en condiciones equiparables a la esclavitud; o bien mujeres pobres que si tuvieran suficiente dinero, no lo harían y que van a ganar bastante menos que las agencias que lo harán posible. He ahí la explotación reproductiva. Cuando se escuchan sus testimonios, aparece un aspecto que probablemente englobe casi todo: la violencia de género.

En Irán, por ejemplo, solo las mujeres casadas que tengan al menos un hijo vivo pueden gestar para otros y es necesario que tengan el permiso de sus maridos.[9] En varios estudios cualitativos, ellas cuentan que fueron los maridos los que insistieron en que gestaran por dinero incluso cuando no querían,[10] a veces, para pagar las deu-

---

8. Saravanan, S., «An Ethnomethodological Approach to Examine Exploitation in The Context of Capacity, Trust And Experience of Commercial Surrogacy in India», *Philosophy, Ethics, and Humanities in Medicine*, 8(1), 2013, p. 10.

9. Taebi, M.; N. Alavi y S. Ahmadi, «The Experiences of Surrogate Mothers: A Qualitative Study», *Nursing and Midwifery Studies*, 9(1), 2020, pp. 51-59

10. Karandikar, S.; L. B. Gezinski; J. R. Carter y M. Kaloga, «Economic Necessity or Noble Cause? A Qualitative Study Exploring Motivations for Gestational Surrogacy in Gujarat, India», *Affilia*, 29(2), 2014, pp. 224-236.

das que él ha contraído, y algunas ni siquiera llegan a tocar ese dinero. «Lo hice por mi marido, él tenía muchas deudas que había que pagar. Con el dinero que recibimos, zanjó todas sus deudas». Otra mujer de veintiocho años afirmó lo siguiente: «Mi esposo tomó todo el dinero. Él no me dio nada. Era el que me generó todos los problemas, pero no recibí ningún dinero».[11] Estas mujeres expresan enfado con el marido por razones parecidas: «Un médico dijo que había un centro que pondría un bebé en mi útero para llevarlo durante nueve meses y recibiría mucho dinero a cambio. Hice esto porque no tenía dinero para alquilar una casa. Mi esposo está enfermo y no puede trabajar. Pero el dinero no alcanzó para todo, él lo gastó muy rápidamente».[12] En otro estudio iraní, una madre afirmaba: «Mi marido dejó de tener relaciones conmigo... No me dijo por qué, pero me imaginé que era por miedo a dañar al bebé. Me molestó mucho, pero me aguanté para no contrariarle...».[13]

Entre las razones que esgrimen las mujeres para to-

11. Taebi, M.; N. Alavi y S. Ahmadi, «The Experiences of Surrogate Mothers: A Qualitative Study», *Nursing and Midwifery Studies*, 9(1), 2020, pp. 51-59.

12. *Ibid*.

13. Ahmari Tehran, H.; S. Tashi; N. Mehran; N. Eskandari y T. Dadkhah Tehrani, «Emotional Experiences in Surrogate Mothers: A Qualitative Study», *Iranian Journal of Reproductive Medicine*, 12(7), 2014, pp. 471-480.

mar la decisión de gestar para otros destaca la pobreza.[14] De hecho, el primer tema que aparece en un análisis cualitativo es la «desesperación»: la magnitud de la pobreza les había hecho optar por gestar para tener ingresos: «Este proceso es tan sumamente estresante que si tuviera dinero, no lo haría, aunque me pagaran diez veces más… Pero estoy tan necesitada de dinero, que lo haría incluso si me dieran un tercio de lo que me han pagado».[15] En países de habla hispana, varios medios han recogido testimonios de madres que, en su mayoría, reconocen hacerlo para poder pagar los gastos derivados de tener que criar solas a sus hijos porque los padres no se hacen cargo.

En Israel, la subrogación tiene un sentido especial, en el contexto de la «guerra de natalidad con Palestina». Tener un bebé es el tíquet de entrada para el colectivo judío y se percibe la subrogación como una manera de facilitar que se perpetúe una dinastía, una especie de obligación moral en Israel para las mujeres judías. Por su parte, las madres estadounidenses hacen referencia a la caridad, a hacer algo por el mundo, y afirman que los bebés son

14. Olza, I., «Explotación reproductiva: la durísima experiencia de gestar para otros», *Mujeres y Salud*, 54, julio 2023, pp. 14-16.
15. Saravanan, S., «An Ethnomethodological Approach to Examine Exploitation in The Context of Capacity, Trust And Experience of Commercial Surrogacy in India», *Philosophy, Ethics, and Humanities in Medicine*, 8(1), 2013, p. 10.

más deseados en la subrogación, sublimando así la motivación económica.[16]

Los estudios más publicitados por los defensores de la práctica los ha realizado el grupo dirigido por Susan Golombok, investigadora de la Universidad de Cambridge que lleva años siguiendo a un grupo de madres y familias así creadas en Reino Unido[17] que mantienen el vínculo tras la subrogación. En ese estudio, las madres referían como principal motivo el querer ayudar a otros y el disfrutar del embarazo.[18] En Reino Unido, solo se permite la gestación altruista, las gestantes son reconocidas legalmente y figuran como tales en los documentos de identidad de sus hijos, mantienen contacto con las familias que crían a los bebés, hay buenos servicios de salud públicos y, además, se les ofrece un seguimiento.[19]

Varios estudios llevados a cabo en Canadá encuentran esa misma motivación por ayudar a otros a realizar

16. Teman, E. y Z. Berend, «Surrogate Non-Motherhood: Israeli and US Surrogates Speak About Kinship and Parenthood», *Anthropology & Medicine*, 25(3), 2018, pp. 1-15

17. Jadva V., Imrie S., «Children of surrogate mothers: psychological well-being, family relationships and experiences of surrogacy». *Human Reproduction*, 29(1), 2014, pp. 90-96.

18. Jadva, V.; C. Murray; E. Lycett; F. MacCallum y S. Golombok, «Surrogacy: The Experiences of Surrogate Mothers», *Human Reproduction (Oxford)*, 18(10), 2003, pp. 2196-2204.

19. *Ibid.*

su deseo de formar una familia. Allí es frecuente que las mujeres expresen el deseo y la fantasía de mantener una relación estrecha y duradera con la otra parte, de formar, en cierto modo, parte de una familia extensa.[20] En Estados Unidos e Israel, las gestantes no se ven como madres, no se relacionan con los bebés, pero también esperan crear un vínculo afectivo duradero con las mujeres que se quedarán con sus bebés.[21]

El proceso neurobiológico y transformador del embarazo es de tal magnitud que, pese al adoctrinamiento que reciben para pensar que el bebé no es suyo y al consiguiente esfuerzo para la no vinculación, es probable que la ambivalencia sea intensa precisamente por el conflicto inherente de no querer vincularse. Kajsa Ekis Ekman explica que, en realidad, lo que se promueve es la disociación: el que la mujer se desconecte de su sentir o se niegue sus propias emociones y sentimientos.[22] Pese a ello, lo esperable es que las madres transiten por muchos cambios en su propio sentir a lo largo del em-

20. Yee, S.; S. Hemalal y C. L. Librach, «"Not My Child To Give Away": A Qualitative Analysis of Gestational Surrogates' Experiences», *Women and Birth: Journal of the Australian College of Midwives*, 33(3), 2020, pp. 256-265.

21. Teman, E. y Z. Berend, «Surrogate Non-Motherhood: Israeli and US Surrogates Speak About Kinship and Parenthood», *Anthropology & Medicine*, 25(3), 2018, pp. 1-15.

22. Ekis Ekman, K., *El ser y la mercancía. Prostitución, vientres de alquiler y disociación*, Barcelona, Bellaterra Edicions, 2017.

barazo, con la tensión psíquica que todo ello puede conllevar.

Tanto el proceso psíquico del embarazo como el vínculo prenatal se van a ver enormemente dificultados, con dos posibles escenarios:

1. Si la mujer se vincula con el bebé que gesta (algo casi inevitable), sentirá amor hacia él o ella e, inevitablemente, surgirá una profunda reacción de duelo tras el parto y la separación, aunque, probablemente, no se atreva a manifestarlo y tenga que mantener sus sentimientos hacia su bebé en secreto. También es probable que sea un duelo muy invisible y difícil de validar. Es fácil que la madre siga preocupada por su bebé durante el resto de sus días.

2. Si la mujer logra distanciarse y no vincularse con el bebé que no siente como suyo, estará realizando un enorme esfuerzo psicológico. Es probable que las consecuencias de ese esfuerzo se manifiesten *a posteriori*, incluso tardíamente. Parece lógico pensar que, como estrategias de afrontamiento, durante el embarazo pueda recurrir al consumo de alcohol u otras drogas para no sentir ni querer al bebé y hacer más llevadera la gestación.

En los estudios, las madres describen lo durísimo que es gestar y sentir un bebé que luego no van a ver crecer. Se repiten que están gestando «el bebé de otros»[23]. Desde las clínicas, se las anima a ello, a no vincularse, recordándoles constantemente que el bebé no es hijo suyo; en muchos casos, se les dice incluso que mejor que no le hablen ni le canten. Ese es el «apoyo psicológico» que reciben. Algunas de ellas comparaban la gestación subrogada con ser cuidadoras o niñeras de un bebé durante nueve meses. El esfuerzo es brutal: «Cada vez que notaba sus movimientos, intentaba ignorarlo y no sentir nada. Era como si hubiera dividido mi cuerpo en dos: de la cintura para abajo no era mío».[24]

Sin embargo, muchas se vinculan fuertemente durante el embarazo con la llamada «madre intencional», es decir, la mujer que se va a quedar con el bebé tras el parto. De hecho, muchas describen el clic que sintieron al conocer a la pareja para la que iban a gestar al bebé en los mismos términos que un flechazo amoroso: «Supe en aquel mismo instante que ella era la adecuada», «Es cuestión de

23. Yee, S.; S. Hemalal y C. L. Librach, «"Not My Child To Give Away": A Qualitative Analysis of Gestational Surrogates' Experiences», *Women and Birth: Journal of the Australian College of Midwives*, 33(3), 2020, pp. 256-265

24. Ivry, T. y E. Teman, «Pregnant Metaphors and Surrogate Meanings: Bringing the Ethnography of Pregnancy and Surrogacy into Conversation in Israel and Beyond», *Medical Anthropology Quarterly*, 32(2), 2018, pp. 254-271.

química, como la que tienes con tu pareja...». Establecen una relación casi fraternal con la madre intencional o con los futuros progenitores. Durante el embarazo, les hacen partícipes casi a diario de cómo se sienten y de todos los síntomas. Una de ellas, incluso, escribía cartas a los padres como si fueran de parte del bebé: «¡Me estoy portando muy bien y no le estoy causando ningún problema a Liz!».[25] Aunque no se consideren madres de los bebés que gestan, sí quieren que los futuros padres las valoren y reconozcan como colaboradoras, tanto durante el embarazo como después. Por eso, muchas se sienten traicionadas si no se mantiene ese vínculo tras el parto y expresan una enorme decepción y vacío cuando el contacto estrecho se rompe tras el nacimiento, lo que conlleva, de nuevo, un duelo.

Por otro lado, la posibilidad de que haya malformaciones o problemas de salud en el bebé desencadena el miedo a no poder lograr la ansiada remuneración económica: «Tenía mucho miedo de que el bebé fuera discapacitado y entonces no lo fueran a querer y tuviera que quedármelo yo. ¿Qué iba a ser de mí con un bebé retrasado?», «Debía cuidarme extremadamente por el

25. Teman, E. y Z. Berend, «Surrogate Non-Motherhood: Israeli and US Surrogates Speak About Kinship and Parenthood», *Anthropology & Medicine*, 25(3), 2018, pp. 1-15.

bien del bebé, para que saliera todo bien y pudiera cobrar».[26] En cada gestación, hay riesgo de aborto, pero aquí la carga emocional es mayor: «Había manchado y estaba muy ansiosa porque podía perder a este niño después de pasar tanto tiempo y esfuerzo, soportando todas esas inyecciones y tratamientos para nada»,[27] «Tenía mucho miedo a perderlo en un aborto y no ganar el dinero».[28]

En algunos países, las madres se encuentran con que tienen que pasar la parte final del embarazo lejos de sus familias de origen, sin sus hijos, o permanecer en una residencia con otras gestantes. Una madre refería un deseo constante de regresar a su casa.[29] La relación con el resto de la familia tampoco suele ser fácil: «No supe qué decirle a mi hija pequeña. Me preguntaba a menudo: "Mamá: ¿me vas a traer un hermano o una hermana?". No fui capaz de decirle nada». La verdad es que es difícil ponerse en la piel de esos niños pequeños que ven

26. Jacobson Heather, «Commercial Surrogacy in the Age of Intensive Mothering», *Current Sociology Monograph*, 2021; 69(2):193–211.

27. Taebi, M.; N. Alavi y S. Ahmadi, «The Experiences of Surrogate Mothers: A Qualitative Study», *Nursing and Midwifery Studies*, 9(1), 2020, pp. 51-59.

28. Ahmari Tehran, H.; S. Tashi; N. Mehran; N. Eskandari y T. Dadkhah Tehrani, «Emotional Experiences in Surrogate Mothers: A Qualitative Study», *Iranian Journal of Reproductive Medicine*, 12(7), 2014, pp. 471-480.

29. Karandikar, S.; L. B. Gezinski; J. R. Carter y M. Kaloga, «Economic Necessity or Noble Cause? A Qualitative Study Exploring Motivations for Gestational Surrogacy in Gujarat, India», *Affilia*, 29(2), 2014, pp. 224-236.

a sus madres embarazadas de un bebé que luego no va a ser su hermano o hermana. «Tenía miedo de que lo supiera el resto de la familia. Nosotros no teníamos más hijos por dinero, ¿qué iba a decir si me preguntaban? Mi marido me decía que les dijera que había sido un accidente...».[30]

Un caso clínico publicado en Reino Unido describe cómo una madre de tres hijos decidió tener un cuarto por dinero, pero ella y su marido optaron por ocultarlo. Cuando regresaron a casa tras el parto, dijeron a sus hijos y al resto de la familia que el bebé había fallecido al nacer. Siete años después, la mujer acudió a la consulta de psiquiatría verbalizando que llevaba deprimida desde entonces, atormentada por la mentira y la ocultación.[31]

La ovodonación habitual en la gestación subrogada conlleva un mayor riesgo de patologías obstétricas con riesgo vital, como la eclampsia. La medicalización del embarazo y el parto que sufren estas madres suele llegar a niveles extremos y pone en peligro su salud y su vida. También incrementa los riesgos para la salud el hecho de que sean más frecuentes los embarazos múltiples. Una

30. Ahmari Tehran, H.; S. Tashi; N. Mehran; N. Eskandari y T. Dadkhah Tehrani, «Emotional Experiences in Surrogate Mothers: A Qualitative Study», *Iranian Journal of Reproductive Medicine*, 12(7), 2014, pp. 471-480.

31. Van Den Akker, O. B. A., *Surrogate Motherhood Families*, Londres, Palgrave Macmillan, 2017.

madre que tuvo uno contaba lo siguiente: «Tuve un embarazo de trillizos. Estuve hospitalizada desde el quinto mes del embarazo. Tuve hipertensión. No podía acostarme. Solía sentirme ahogada. Necesitaba estar sentada todo el tiempo. Deseaba poder dormir normalmente ni que fuera por una noche. No podía comer nada más que pollo. No podía beber leche. Me dieron suplementos. Fue un embarazo terrible. Yo era más una enferma que una mujer embarazada. Las que han tenido embarazos de trillizos pueden entenderme».[32]

El parto, en la mayoría de los casos, se programa para una fecha concreta o acontece de forma prematura, con los consiguientes riesgos añadidos. Las tasas de cesáreas son más altas en la gestación subrogada. En el estudio de revisión más amplio y citado sobre el tema, se recogieron datos sobre los resultados obstétricos de 284 partos. Tres mujeres perdieron su útero durante o después del parto, lo que significa más de un 1 por ciento cuando las tasas de histerectomías aceptables son de una por cada mil partos.[33] Sin embargo, los autores no mencionan que sea

32. Taebi, M.; N. Alavi y S. Ahmadi, «The Experiences of Surrogate Mothers: A Qualitative Study», *Nursing and Midwifery Studies*, 9(1), 2020, pp. 51-59.

33. Soderstrom-Anttila, V.; U. B. Wennerholm; A. Loft; A. Pinborg; K. Aittomaki; L. B. Romundstad y C. Bergh, «Surrogacy: Outcomes for Surrogate Mothers, Children and the Resulting Families—A Systematic Review», *Human Reproduction Update*, 22(2), 2016, pp. 260-276.

una tasa altísima: comparan los resultados con los de la fecundación *in vitro* y concluyen que los riesgos de la subrogación son similares a los de la reproducción asistida.[34] Investigadoras como Sheela Saravanan (2023) encuentran que, de un grupo de cuarenta y cinco madres indias subrogadas, se recogen varias muertes maternas no registradas y también de bebés, que tampoco se declaran. Además, muchas de las supervivientes han vivido graves complicaciones obstétricas, cercanas a la muerte y muy traumáticas, que les dejan secuelas graves y que tampoco se publican ni registran.

Del posparto inmediato, destaca la durísima entrega del bebé. «Me hacía sentir rota, como si yo fuera una persona sin sentimientos».[35] Es un duelo dificilísimo. Una estudiante de doctorado de treinta y tres años decía: «Tras el parto, tuve una depresión grave, ni siquiera pude retomar mis estudios; no podía cuidar de mi propio hijo; no quería ver a mi esposo, porque pensaba que, si él hubiera tenido más dinero, no habría sido necesario pasar por esto. Me tuve que ir a casa de mis padres seis meses y comenzar el tratamiento. Solo ahora, tras ocho meses,

34. Olza, I., «Los aspectos médicos de la gestación subrogada desde una perspectiva de salud mental, holística y feminista», *Dilemata*, 28, 29 de septiembre 2018, pp. 1-12.
35. Taebi, M.; N. Alavi y S. Ahmadi, «The Experiences of Surrogate Mothers: A Qualitative Study», *Nursing and Midwifery Studies*, 9(1), 2020, pp. 51-59.

he podido dejar las pastillas y volver a la universidad».

«A veces pienso si podrá reconocerme después de veinte años cuando sea un hombre joven. ¿Cómo se verá? ¿Qué debo decirle si le veo? ¿Le gustaré o no?».[36]

Sabemos poco sobre las consecuencias para la salud mental de estas madres. Muchos artículos favorables a la subrogación hacen afirmaciones como que la mayoría de las gestantes están motivadas y no tienen dificultades para separarse de los bebés y, textualmente, defienden que «en la mayoría de los casos, se crea una familia feliz y cada una de las personas implicadas tendrá una experiencia positiva». Es altamente probable que la realidad diste mucho de esa situación idílica, aunque sea muy difícil investigarlo dada la dificultad para acceder a las gestantes en países pobres y seguirlas más allá del embarazo. La precariedad y la vulnerabilidad dificultan que puedan compartir sus testimonios o reclamar ayuda. Con todo, muchas mencionan también la decepción con los compradores del bebé: «Ni siquiera preguntaron por mí, ni cómo estaba después de la cesárea».[37]

36. Taebi, M.; N. Alavi y S. Ahmadi, «The Experiences of Surrogate Mothers: A Qualitative Study», *Nursing and Midwifery Studies*, 9(1), 2020, pp. 51-59.

37. Yee, S.; S. Hemalal y C. L. Librach, «"Not My Child To Give Away": A Qualitative Analysis of Gestational Surrogates' Experiences», *Women and Birth: Journal of the Australian College of Midwives*, 33(3), 2020, pp. 256-265.

Tampoco se habla de qué ocurre cuando el bebé muere durante el embarazo, o sobre la enorme dificultad que pueden conllevar esos duelos, ni de las situaciones en las que el bebé presenta alguna malformación y los padres intencionales solicitan una interrupción del embarazo con la que la gestante puede no estar de acuerdo. Si en condiciones mucho menos adversas, la depresión posparto es muy frecuente y, en ocasiones, conlleva la muerte materna por suicidio, y en uno de cada mil partos suele haber una psicosis puerperal, es muy probable que, en el contexto de la subrogación en países empobrecidos, las tasas sean similares o mayores.

En resumen, gestar para otros en una mayoría de los casos es una experiencia durísima, una forma de explotación reproductiva extrema, en contextos de violencia de género y pobreza económica que genera un sufrimiento importante para las que lo transitan y con peligro para su salud física y mental a corto y largo plazo. Las embarazadas se exponen a una suma de riesgos debido al tratamiento de reproducción asistida; a las consecuencias de la medicalización; la dificultad de vivir un embarazo intentando no vincularse con el bebé; el miedo a que el bebé no esté bien; el recrudecimiento habitual de la violencia de género en el embarazo; la ocultación y el alejamiento de sus otros hijos o el entorno familiar; el tener que programar el parto con los riesgos añadidos de la inducción o cesárea; el riesgo de violencia obstétrica, entendiendo como tal que se programe el parto o la cesárea sin indicación médica, solo para que puedan estar presentes los que se quedarán con el recién nacido, así como la separación del bebé nada más nacer, casi siempre sin siquiera poder ver al hijo ni despedirse de él o ella; el duelo en el posparto por no tener al bebé con ellas (que puede durar toda la vida) y el riesgo de presentar un trastorno mental perinatal o de sufrir secuelas, como la infertilidad secundaria u otras complicaciones a largo plazo de las cesáreas, etc.

La parte más invisible en todo este proceso, una vez más, es el bebé. Si analizamos lo que implica la subrogación para las personas concebidas y gestadas a través de ese encargo «comercial», se entiende mejor el drama implícito. En primer lugar, lo que ya comentamos relacionado con su identidad. El hecho de provenir de un óvulo «donado», y tal vez también de semen de origen igualmente anónimo, conlleva que no podrán saber cuáles son sus ancestros ni de qué familia biológica proceden. A esto hay que sumar que, en muchísimos casos de subrogación internacional, ni siquiera van a estar en disposición de saber quién fue la mujer que los gestó, menos aún, conocerla o encontrarla si un día deciden ir en su busca.

Hay un aspecto fundamental, nuclear, en toda esta cuestión y es que, incluso si la gestante no se siente madre y los óvulos no son suyos, el bebé lo tiene clarísimo: quien lo gesta es su madre, la única que tiene y conoce. Si, durante el embarazo, la mujer intenta no vincularse, lo que le llegará al bebé entonces será esa falta de amor, el rechazo, la base de lo que llamamos la «herida primal»: el sentimiento profundo de que no se es deseado ni querido ya desde el vientre materno. Se trata de una herida muy honda y que, en muchos casos, condicionará el resto de su vida.[38] Las experiencias de adultos que durante el embarazo vivieron el rechazo materno (cuando sus madres intentaron abortar y no lo lograron, por ejemplo) pueden ayudarnos a pensar en las consecuencias de la subrogación para el bebé. Los estudios ya han demostrado que los bebés fruto de embarazos no deseados en los que la mujer sintió rechazo durante toda la gestación son mucho más difíciles, lloran más con siete meses de vida y tienen más riesgo de presentar conductas agresivas con nueve años.[39]

38. Agnafors, M., «The Harm Argument Against Surrogacy Revisited: Two Versions Not to Forget», *Medicine, Health Care, and Philosophy*, 17(3), 2014, pp. 357-363

39. Simopoulou, M.; K. Sfakianoudis; P. Tsioulou; A. Rapani; G. Anifandis; A. Pantou; S. Bolaris; P. Bakas; E. Deligeoroglou; K. Pantos y M. Koutsilieris, «Risks in Surrogacy Considering the Embryo: From the Preimplantation to the Gestational and Neonatal Period», *BioMed Research International*, 2018.

Asimismo, hay mujeres que han gestado para otros y que expresan no haberse sentido madres en absoluto: «No es mi hijo y, por eso, no tengo los sentimientos que esperaría».[40] Una contaba lo siguiente sobre la primera vez que vio al bebé que gestó: «No sentí nada, lo cogí y lo besé como hubiera hecho con un sobrino o con el hijo de una vecina». La pregunta recurrente, una vez más, es: ¿cómo se siente el bebé si su madre lo rechaza desde el útero? Todo lo que sabemos sobre el vínculo prenatal demuestra que su ausencia condiciona todo el desarrollo psicoafectivo del bebé y aumenta su riesgo de ser maltratado. Si además la madre está muy estresada, consume tóxicos o alcohol, se daña el neurodesarrollo del futuro bebé de muchas maneras y, en algunos casos, ese daño puede tardar años en mostrarse.[41]

El bebé gestado por subrogación, al igual que todos los de nuestra especie, al nacer espera encontrarse con la mujer que lo ha gestado y que para él es su única madre. Ser separado de ella nada más nacer y, probablemente,

40. Yee, S.; S. Hemalal y C. L. Librach, «"Not My Child To Give Away": A Qualitative Analysis of Gestational Surrogates' Experiences», *Women and Birth: Journal of the Australian College of Midwives*, 33(3), 2020, pp. 256-265.

41. Simopoulou, M.; K. Sfakianoudis; P. Tsioulou; A. Rapani; G. Anifandis; A. Pantou; S. Bolaris; P. Bakas; E. Deligeoroglou; K. Pantos y M. Koutsilieris, «Risks in Surrogacy Considering the Embryo: From the Preimplantation to the Gestational and Neonatal Period», *BioMed Research International*, 2018.

no volver a verla suponen un trauma y una pérdida enormes, equivalentes a que su madre muera en el parto.

Al bebé le afectará en gran medida cómo viva psicológicamente la gestante el embarazo. Para comprender lo que conlleva, podemos intentar imaginarnos la misma situación con un bebé ya nacido. ¿Dejaría alguien a su bebé nueve meses al cuidado exclusivo de una desconocida en un país lejano? Si esa mujer lo cuidara amorosamente, ¿cómo se sentiría el bebé al tener que separarse de ella? ¿Cuánto la echaría de menos, la extrañaría, querría volver a verla? ¿Cómo le afectaría despedirse de ella? ¿Qué momentos, qué situaciones le recordarían a su cuidadora y le harían sentir un inmenso anhelo de volver a verla, escucharla, abrazarla? ¿Y si la mujer no lo cuidara amorosamente? Si esa cuidadora estuviera agobiada o estresada por mil razones y descuidara al bebé, hablara mal de él, lo insultara o lo ignorara, ¿cómo se sentiría este durante los nueve meses? ¿Cómo sería su vida tras ese tiempo con la cuidadora de un país lejano a la que no volvería a ver en su vida?

En suma, la gestación subrogada conlleva infligir una herida psíquica enorme a un ser humano desde la gestación (y no solo a él, sino también a su madre). Desde el punto de vista del recién nacido, esta separación de la madre (mantenida, además, en el tiempo) no solo es una agresión éticamente injustificable; también es arriesgada y, previsiblemente, algunos de estos bebés pueden sufrir secuelas psíquicas o dificultades para establecer vínculos afectivos el resto de sus vidas. El bebé se encuentra iniciando la vida con el duelo por la pérdida de la madre que lo ha gestado; parece, por tanto, difícil encontrar un inicio más complicado. Sumado a que, probablemente, durante la gestación, haya percibido el rechazo de la madre al vínculo, lo que implica sentirse no querido o no merecedor de amor.

Por otra parte, pierde el cuerpo a cuerpo con la madre y la lactancia, algo importantísimo pero que, en esta sociedad, no se comprende ni se valora en toda su grandeza. Además de todas las ventajas para la salud y el neurodesarrollo, la lactancia asegura una atención materna y una cantidad de cuidados, caricias, contacto, consuelo y empatía que la lactancia artificial no puede cubrir ni de lejos, menos aún, si no está la madre.[42] También garantiza que la transformación materna se prolongue más cuanto más dura la lactancia, especialmente, la sensibilidad.[43]

Además de la madre, en la gestación internacional, el

42. Smith, J. P. y R. Forrester, «Maternal Time Use and Nur- turing: Analysis of the Association Between Breast- feeding Practice and Time Spent Interacting with Baby», *Breastfeeding Medicine*, 12(5), 2017, pp. 269-278.

43. Weaver, J. M.; T. J. Schofield y L. M. Papp, Breastfeeding Duration Predicts Greater Maternal Sensitivity Over the Next Decade», *Developmental Psychology*, 54(2), 2018, pp. 220-227.

bebé casi siempre va a perder su lengua materna. Bebés que han pasado todo el embarazo escuchando hablar a su madre en ucraniano o en cualquiera de las lenguas de la India, en griego o en español luego van a criarse en otros países con lenguas diferentes. Probablemente, extrañarán a su madre, su idioma o su patria de manera sutil, pero duradera.

A menudo, hay personas que mencionan que justo este es el escenario que se da en la adopción: bebés abandonados nada más nacer, y que luego, en la mayoría de los casos, evolucionan muy bien, así que se preguntan cuál es el problema con la subrogación. Yo suelo responder que, aunque externamente puedan parecer situaciones similares, en realidad, son radicalmente opuestas. En el caso de la adopción, la familia adoptante va a reparar esa herida producida por el abandono. Han pasado todo un proceso selectivo destinado a garantizar que ese bebé será adoptado por personas maduras y estables que podrán cuidarle y amarle de verdad, de la manera más generosa y altruista que se pueda imaginar. En el caso de la subrogación, es justo al revés: las personas que van a quedarse con el bebé son precisamente las que le han causado esa herida primal, pues ellas fueron las que decidieron que su venida al mundo sería de esa manera, privándole de su identidad y separándole de su madre nada más nacer. Han creado un huérfano de madre y, encima, no han tenido que atravesar ningún proceso que garantice su idoneidad; tan solo han efectuado una aportación económica, abriendo la posibilidad de que maltratadores o pederastas se hagan con esos bebés.

Las humanas estamos preparadas para ser como lobas tras el parto, es decir, para defender y proteger con fiereza a nuestras criaturas. Los recién nacidos son los mamíferos más indefensos al nacer, pero de serie traen una madre que los protegerá durante años. Privarles de esa madre implica incrementar su desprotección en todos los sentidos.

El riesgo de que los bebés de la subrogación sean maltratados a medio o largo plazo me parece alto. Entre otras cosas, porque criar a un bebé que no es tuyo es tremendamente difícil. Toda la transformación cerebral del embarazo está destinada precisamente a eso, a facilitar la crianza de un bebé los primeros años, tarea altamente exigente y que, sin esa ayuda fisiológica, debe de ser mucho más dura todavía. En lo tocante al bebé, hay que entender que sabe que esa madre no es la que le gestó, lleva esa información en su cuerpo y en su piel, y esa orfandad también puede manifestarse de manera disruptiva, traducida en agresividad o en otros trastornos en distintos momentos de la vida. O en formas más sutiles: pueden ser bebés tremendamente sonrientes y niños que se esfuercen siempre por agradar y sonreír por el profundo miedo —tal vez inconsciente— que pueden tener a ser nuevamente abandonados o vendidos.

Volviendo al argumento que se suele dar en defensa de la subrogación equiparándolo a la donación de sangre o de órganos, si esta última, a veces, se realiza entre personas vivas, incluso de la misma familia, entonces ¿por qué no permitir que se pueda donar un bebé? A mi modo de ver, la pregunta lleva implícita la respuesta, porque, para empezar, un bebé, no es un órgano, es una persona. Obviamente, si una mujer decide no quedarse con su bebé tras traerlo al mundo, puede renunciar a él, pero entonces, el proceso debe ser el de la adopción. Si, por el contrario, plantea abandonarlo a cambio de dinero, ¿no es acaso una compraventa de un recién nacido? Además de que, si no se permite vender órganos, ¿por qué se considera aceptable vender bebés? Muchas dirán que sí, que lo harían, pero, en este caso, realmente, del dicho al hecho va todo un trecho, pues todavía no hemos visto a mujeres ricas y famosas gestando altruistamente para mujeres estériles y sin recursos.

Fiona Woollard, la filósofa experta en ética de la que ya hemos hablado en el capítulo anterior, arguye que el conocimiento crucial que nos da el haber estado embarazadas debería tener un peso importante al debatir sobre los aspectos éticos del aborto, porque quien no ha estado embarazada no va a poder imaginar lo que es obligar a una mujer a continuar un embarazo no deseado durante meses. «La naturaleza del embarazo a lo largo del tiempo puede ser uno de los aspectos más difíciles de transmitir a aquellos que no han gestado. A menudo, parece que aquellos que subestiman los costos del embarazo lo hacen porque no comprenden lo que significa que dure nueve meses. También existen cuestiones más sutiles: para comprender cómo es estar encinta, es necesario entenderlo como algo que ocurre con el tiempo y que afecta a la percepción del tiempo, pareciendo simultáneamente interminable y rápido». Creo que esta argumentación que propone Woollard para el debate sobre el aborto también se aplica a la gestación subrogada, donde la opinión de quienes ya somos madres debería tener más peso. Bastantes mujeres feministas que, en un principio, se mostraban partidarias de la gestación subrogada han cambiado por completo su postura tras atravesar un embarazo.

Si ya tienes en tu entorno cercano o familiar una persona menor de edad que llegó por subrogación, seguramente, te esté asaltando la siguiente pregunta: ¿qué se puede hacer? Considero que lo prioritario es que las personas adultas que más le quieren y cuidan sean conscientes y comprendan la herida primal infligida, que entiendan que esa orfandad inducida se puede manifestar de diversas formas a lo largo de la vida, a veces incluso con conductas agresivas. Probablemente, habrá que esperar y acompañarle en su búsqueda de identidad, aspecto que compartirá con todas las personas nacidas de donante anónimo que están empezando a asociarse a nivel mundial para reclamar sus derechos. Siempre es preferible no ocultar esos orígenes, que los pueda conocer en cuanto tenga edad para saber cómo fue concebido y gestado. Obviamente, la dificultad es menor si la criatura puede saber quién le gestó y mantener cierto vínculo con ella. La herida siempre se puede aliviar y sanar con mucho amor y, en algunos casos, va a ser necesaria la ayuda de una psicoterapia, pero, para ello, es imprescindible empezar por identificarla.

Cada vez serán más las personas adultas así gestadas que alcen la voz contra esta forma de explotación. Olivia Maurel es una mujer gestada y nacida por subrogación. En 2023, dio un discurso en el Parlamento checo en contra de la gestación subrogada partiendo de su propia experiencia y dolor: «Soy un producto de la subrogación, fui comprada y vendida. Mis padres eran muy ricos. Mi madre biológica había perdido a su propio hijo de dos años antes de gestarme: estaba devastada, endeudada y necesitaba el dinero para criar a sus otros hijos. La fecha de mi nacimiento fue elegida por mis padres de intención. Nada más nacer, me separaron de mi madre biológica, la única persona que yo conocía. Fui vendida. Por desgracia, ese trauma de abandono marcó mi vida. Fui una niña muy difícil, siempre tuve miedo al abandono, mis padres no podían dejarme con nadie porque cada segundo tenía miedo a que volvieran a abandonarme. A la vez, no era capaz de construir mi identidad sin saber de dónde venía. Conforme crecía, consumí alcohol, drogas, intenté suicidarme, no sabía relacionarme, tuve muchas depresiones, era muy inestable».[44] Olivia cuenta cómo, con la ayuda de su amor, logró entenderse, ir a terapia y ser madre. Siente que el impacto de la subrogación también afecta a sus tres pequeños. Ahora es una activista contra la subrogación, como muchas otras, y lucha para que se prohíba en todo el mundo. Recientemente, el papa Francisco ha manifestado el rechazo más absoluto a esta práctica. Pocas semanas antes, había leído una carta de Olivia Maurel.

En su libro *El vacío de la maternidad*, la filósofa Victoria Sau escribió: «¿Dónde estabas, Madre, cuando los

44. <https://twitter.com/maurel_olivia/status/17274280662117 05271>.

Padres decidieron que otros seres humanos que no eran ellos mismos se podían trasladar, exponer, vender, alquilar, prestar y hasta matar?».[45] La autora argumenta que, en el patriarcado, todos somos simbólicamente huérfanos de madre; pero, en el caso de la subrogación, esa orfandad no es metafórica, sino real. Visibilizar que la subrogación conlleva planificar una orfandad desde el nacimiento me parece crucial. Los bebés no se compran, no se venden, no se regalan.

45. Sau, V., *El vacío de la maternidad*, Barcelona, Icaria, 2004.

5

OBSTARE

La palabra «obstetricia» deriva del verbo en latín *obstare*, que significa «quedar a la espera». Ya en el siglo I, se recoge el vocablo para denominar el oficio de las parteras, que se llamaban *obstetrix (-icis)*. En Roma, el arte de la obstetricia era el arte de la espera. En la Grecia antigua, para referirse a la obstetricia, se utilizaba el término «mayéutica», es decir, «la que se ocupa del parto». Sócrates, hijo de una matrona llamada Fenáreta, utilizó la metáfora del trabajo que realizan las parteras aplicándolo al acompañamiento para dar a luz al conocimiento y lo llamó «mayéutica». Mientras el significado original de la mayéutica era «el arte de partear», Sócrates lo transformó en «el arte de ayudar a parir conocimientos». Fue el pionero en mostrar cómo, mediante las preguntas correctas, se puede ayudar a las personas a llegar al conocimiento más profundo por sí mismas. También fue el primero en comprender que el acompañamiento a la gestación y los cuidados en la atención al parto son algo tan importante como profundo, donde la clave reside en facilitar que cada una encuentre su manera de llegar al alumbramiento sintiéndose acompañada pero no dirigida. Lo que Sócrates intuyó fue que esa manera de cuidar la gestación también se podía aplicar a otras gestaciones, especialmente, a las del conocimiento y el entendimiento.

El acompañamiento respetuoso sigue siendo absolutamente necesario y clave para llegar a un buen alumbramiento, tanto en el embarazo como en muchos otros procesos creativos. Cada gestación conlleva una profunda transformación; no solo se gesta y pare a un bebé, también nace una nueva madre. El acompañamiento en la dulce espera es una necesidad universal. Requiere una admiración profunda por todo el proceso, una voluntad absoluta de ponerse al servicio de esos dos seres en un único cuerpo que comparten el embarazo y también un conocimiento técnico, probablemente, cada vez más inabarcable.

Las obstetras, las parteras, las matronas son, desde tiempos inmemoriales, las mujeres sabias, expertas en acompañar la espera del embarazo, seguramente, facilitando que las gestantes confíen en sí mismas, en sus cuerpos y en sus bebés. También saben detectar cuándo hay un problema que pone en peligro la salud de ambos y que, por tanto, requiere un tratamiento. Ya en el siglo II, Sorano de Éfeso escribió un tratado de obstetricia en el que explicaba que las matronas tenían que saber transmitir a las embarazadas confianza y serenidad en situaciones de peligro.

El que, en la actualidad, la palabra «obstetricia» se utilice para definir la rama de la medicina especializada en atender a las mujeres en el embarazo, el parto y el puerperio resume una larga historia por el poder y el control de las mujeres y también dos visiones de los cuidados en el embarazo radicalmente opuestas.

La historia de la obstetricia médica es, en parte, la lucha por hacerse con el conocimiento y el poder que tenían las antiguas parteras. La obstetricia era un saber de mujeres, hasta que, en el siglo XVII, los médicos varones comenzaron a atender algunos partos complicados y diseñaron nuevas herramientas quirúrgicas. La historia de los fórceps, ocultos durante cuatro generaciones por la familia Chamberlain para enriquecerse con ellos, ilustra muy bien el drama y el negocio que han rodeado la atención al parto desde entonces. Con ese «descubrimiento», se inauguró la obstetricia como especialidad médico-quirúrgica, el alivio mediante intervenciones para los partos atascados, pero también el uso de herramientas incluso cuando no era necesario. Todavía en la actualidad, la mera presencia de un médico obstetra en un parto normal incrementa la posibilidad de que se intervenga, se haga un parto instrumental o se termine en cesárea, mientras que, si solo lo atienden matronas, es más probable que el parto finalice de manera fisiológica.

La cuestión sobre quién atiende a las embarazadas, aunque venga de muy lejos, sigue siendo mucho más compleja de lo que, a primera vista, podría parecer y condiciona de manera sutil e invisible la vivencia y los cuidados de la mayoría de los embarazos en todo el mundo. Persiste una disputa a nivel global por ver quién lo hace, si matronas (enfermeras especializadas en la mayoría de los países) u obstetras (médicos ginecólogos). Se suele resumir y simplificar diciendo que las matronas se ocupan de la atención al embarazo y el parto normal, mientras que los médicos obstetras se ocupan de la detección y la atención de las complicaciones surgidas durante el embarazo y el parto. Sin embargo, la línea divisoria no existe ni está trazada en ningún cuerpo. Entonces ¿quién se atreve ya a definir qué es un embarazo normal?

Se trata de la perpetuación de la antigua lucha de poder entre la matronería y la obstetricia médica, con un amplio interés económico detrás. Aunque existe mucha evidencia científica de que los modelos de cuidados y atención al embarazo basados en la matronería son más seguros, eficaces y satisfactorios para las mujeres y sus bebés,[1] aún no se ha logrado que las matronas sean las profesionales de referencia para el embarazo y el parto. Como muestra, baste señalar que, en la sanidad privada española, la mayoría de las embarazadas no son atendidas por una matrona; todo el seguimiento lo realizan los obstetras, lo cual, entre otras cosas, implica un desembolso económico mucho mayor. En nuestro país, además, hay una carencia importante de matronas, motivada en buena parte por el cierre de las escuelas de matronería durante una década a finales del siglo XX.[2]

En resumen, la medicina (es decir, la obstetricia) sigue predominando en la mayoría de los sitios y, con ello, su visión del embarazo como una bomba de relojería a punto de estallar. Al mismo tiempo, en muchos de ellos, se sigue percibiendo a las matronas como secundarias a los obstetras, una especie de «enfermeras ayudantas» de los médicos cuya palabra parece tener menos peso, como si subyaciera la premisa de que tienen menos conocimientos que estos últimos. En realidad, las matronas poseen un conocimiento diferente; se han especializado en

1. Sandall, J.; H. Soltani; S. Gates; A. Shennan y D. Devane, «Midwife-Led Continuity Models Versus Other Mo- dels of Care for Childbearing Women», *The Cochrane Database of Systematic Reviews*, 4, 2016.
2. Ruiz Berdún, D., *Historia de las matronas en España*, Córdoba, Guadalmazán, 2022.

la fisiología y son expertas, precisamente, en lo que ya apreciaba Sócrates: acompañar, sostener, enseñar y cuidar los procesos fisiológicos de las mujeres para prevenir y evitar la patología. También son expertas en transmitir seguridad y confianza. Este saber, que se fundamenta en cuidar y promover la fisiología, hace que las matronas tengan sus propias herramientas: acompañan y ponen a la mujer en las mejores circunstancias para que su cuerpo geste y, llegado el momento, haga el trabajo de parto junto con su bebé.

La principal herramienta de las matronas, probablemente, sea la intuición basada en la observación, un enfoque bastante invisible que se ha denostado en tiempos en los que la tecnología tiene más relevancia; por tanto, lo que no se puede medir, registrar o monitorizar con una máquina parece no tener valor. Sin embargo, esa capacidad de comprender y atender las necesidades afectivas de las embarazadas que tan bien desarrollan las matronas es clave para cuidar la gestación. Como me explica la matrona Blanca Herrera, «el sentarse con una mujer y preguntarle cómo se siente, cómo se encuentra, cómo está viviendo su embarazo, darle opciones y alternativas, plantear diferentes estrategias, dotarla de formación y de información sobre su propio cuerpo… no tiene precio». Claro que, para poder trabajar de la mejor manera, necesitan establecer un vínculo con la mujer que atienden: conocerla y apreciarla. Todo esto se recoge en el concepto de «continuidad de los cuidados».

Aunque, de entrada, tal vez no lo parezca, en realidad, esta es una cuestión feminista de primer orden. La represión y eliminación de las parteras bajo el avance de la medicina institucional fue una lucha política que forma parte de la historia más amplia de la lucha entre los sexos, señalan Barbara Ehrenreich y Deirdre English (1973). Nombrar el hecho de que solo las mujeres podamos gestar ayuda a entenderlo: el género es altamente relevante cuando hablamos de atención al embarazo. Hay que recordar que el patriarcado, como sistema, parte del concepto original de que los hijos son del padre (el *pater familias*), con lo que hay implícita una idea de pertenencia: el padre en la antigua Roma era el dueño de los hijos e incluso podía decidir sobre su vida.[3] Aunque hoy en día las cosas ya no sean así de drásticas, lo cierto es que el sistema patriarcal sigue girando en torno a la idea de que los hijos son y pertenecen a los padres, por algo llevan su apellido en primer lugar. La justicia patriarcal se manifiesta, especialmente, en muchos casos de custodias impuestas en separaciones y divorcios, igual que hasta hace

3. Lerner, G., *La creación del patriarcado*, Pamplona, Katakrak, 2022.

no tanto, cuando la mujer había sido infiel y la custodia de los hijos se otorgaba al padre. Durante muchos siglos, en buena parte del mundo, las mujeres que quedaban embarazadas sin estar casadas eran duramente castigadas (aún es así en países tan cercanos al nuestro como Marruecos). En cierto sentido, todavía pervive en muchas culturas la idea de que los hijos son de los padres y las mujeres son ciudadanas de segunda a las que les corresponde gestarlos, parirlos y criarlos. El cuidado de los hijos se entiende todavía como una obligación de las mujeres, su deseo de maternidad no cuenta y, en muchos países, se penaliza y criminaliza a las que deciden no seguir adelante con el embarazo y abortan.

Con la perspectiva histórica, se entiende mejor hasta qué punto la manera actual de cuidar los embarazos y los partos deriva de una medicina y una obstetricia también patriarcal, donde el objetivo es el «hijo». El «producto» es lo que importa. De hecho, aún se le llama así al bebé en el útero en los informes obstétricos.

No se honran esos procesos (embarazo, parto o lactancia) ni se atienden ni cuidan en toda su grandeza. No se celebra el embarazo, apenas importa cómo se sienten las que gestan y el acento en el seguimiento se pone en que el bebé esté bien y llegue a buen término. Muchas madres describen sentirse como meros contenedores cuando, en el posparto, nadie parece interesarse ya por ellas, pues lo importante es el bebé. A veces, se vive así desde el embarazo, cuando a las mujeres se les hacen tantas intervenciones «por su bien» sin siquiera contar con su consentimiento informado o cuando se sienten obligadas a aceptar pruebas diagnósticas sin tener suficiente información al respecto.

¿Qué problema hay con que sean los médicos obstetras quienes atiendan y acompañen el embarazo de la mayoría de las mujeres, inclusive todas las sanas? Lo podemos resumir en una palabra: «medicalización»; dicho de otro modo, tratar una condición normal de la vida como si fuera una enfermedad. A principios del siglo XX, Joseph DeLee, ginecólogo estadounidense al que algunos consideran el «padre» de la obstetricia moderna, escribió: «El embarazo es una enfermedad que dura nueve meses».[4] Esta visión del embarazo como patología ha marcado la manera de tratar a embarazadas y parturientas en todo el mundo y sigue permeando la vivencia y los cuidados de la mayoría de los embarazos en países como España. Es un modelo que desciende de esa tradición médica misógina donde el cuerpo de la mujer se percibe como una versión imperfecta del cuerpo del hombre (un

4. DeLee, J., *The Principles and Practice of Obstetrics*, Filadelfia, Saunders Company, 1913.

cuerpo derivado de la costilla de Adán) que la ciencia médica puede y debe vigilar, tratar y solucionar en cierto modo para impedir o prevenir que nuestros cuerpos de madres dañen a nuestros bebés.

La medicalización del embarazo conlleva muchos problemas añadidos, como los falsos positivos o negativos, tratar como enfermedades lo que solo son variables de la normalidad, o los riesgos asociados de tratamientos que ni siquiera son necesarios, lo que se conoce como «iatrogenia». En resumen, la paradoja es que la medicalización no mejora la atención, sino que, al contrario, implica un aumento de las complicaciones por tratamientos que no eran necesarios. Y no solo eso. Si dedicamos casi todos los recursos sanitarios a atender a mujeres sanas que no lo necesitan, es más probable que, cuando de verdad haya un problema grave en una gestación, este pase desapercibido o no haya recursos suficientes para atenderlo.

La medicalización creciente de la gestación acontece en un contexto de medicina defensiva, que se traduce en hacer pruebas e intervenciones no porque sea estrictamente necesario, sino para evitar y protegerse de futuras demandas. La obstetricia es la especialidad médica que más demandas recoge y en la que los seguros médicos son más caros. Como sociedad, parece que hemos olvidado que la muerte es parte de la vida, que pueden llegar bebés gravemente enfermos y que a veces los embarazos y los partos se pueden complicar. Más aún, los médicos nos podemos equivocar, como cualquier otro ser humano. El tema de la medicina defensiva es mucho más complejo, pero no quería dejar de nombrarlo en este contexto, ya que el miedo de los obstetras a las demandas es real y absolutamente comprensible y, por ello, hay que tenerlo en cuenta si se quieren mejorar la atención y los cuidados. Me parece importante señalar que, probablemente, la mejor manera de prevenir esas demandas sea la buena comunicación, especialmente, cuando ocurre una desgracia, así como el trato cercano y humano. Muchas familias deciden denunciar cuando se han sentido ninguneadas o maltratadas en el contexto de un embarazo o un parto que ha tenido un mal desenlace.

El hartazgo de muchos médicos (y matronas) con las malas condiciones laborales y el exceso de carga asistencial facilita el síndrome de *burnout* (o «estar quemado»), un hartazgo que, entre otras cosas, se manifiesta como deshumanización: el trato impersonal y frío hacia las gestantes y sus parejas. Estando ellas en el momento más emotivo y sensible de sus vidas, precisamente por la transformación inherente a la gestación, ese trato impersonal puede vivirse de manera muy hostil. Subyace, una vez más, una ideología y un modelo tecnocrático de atención que estandariza los cuerpos de las mujeres como si de máquinas se tratase, justo lo contrario de los cuidados que necesitamos para gestar,[5] y que también niega las emociones de los profesionales que las atienden y el enorme coste que trabajar así tiene para su salud.

La medicalización creciente genera, a su vez, que en muchos embarazos predomine la vivencia del miedo y que se transite la gestación como una enfermedad que hay que terminar cuanto antes, tal y como auguraba el doctor DeLee. Cada vez es más habitual que las mujeres pasen el embarazo contando, midiendo, controlando el cuerpo, la alimentación, estudiando temas médicos en internet, haciéndose cada vez más pruebas. Y, por todo ello, disfrutando cada vez menos, mientras acuden a más consultas que nunca antes en la historia. Muchas no llegan a ser conscientes de cuántas de esas citas y pruebas no solo no son necesarias, sino que además favorecen un estado de preocupación constante que dificultará mucho el disfrute de la maternidad.

Parece que, en nuestra sociedad, ha calado la idea de que, cuanto más controlado esté el embarazo, mejor,

5. Davis-Floyd, R., «The Technocratic, Humanistic, and Holistic Paradigms of Childbirth», *International Journal of Gynaecology and Obstetrics: The Official Organ of the International Federation of Gynaeco- logy and Obstetrics*, 75 (1), 2001, pp. 5-23.

como si fuera una garantía absoluta para lograr un bebé sano. Muchas mujeres o parejas optan por un doble control paralelo de su embarazo, en la sanidad pública y en la sanidad privada, pensando que así aumentará la probabilidad de lograr el ansiado (e idealizado) bebé sano y precioso.

Esta medicalización del embarazo, ese escrutinio constante y continuo conlleva un riesgo real de que, finalmente, se detecten problemas inexistentes (falsos positivos) y se hagan intervenciones prescindibles y dañinas. Las más evidentes son las cesáreas y las inducciones al parto innecesarias, pero hay muchísimas más. La cara oscura de este modelo de control y búsqueda de patologías se encuentra en todas las mujeres que han vivido sus embarazos con una angustia terrible, pensando que su bebé podía tener cualquier problema de salud o bien tenerlo ellas mismas, con miedo en el cuerpo, sin dormir, cuando, en realidad, todo estaba en orden. ¡Cuántas embarazadas he visto así, sufriendo todo el embarazo por la posibilidad de que su bebé presentara un problema grave que luego no fue tal! ¡Y qué difícil resulta recuperar la confianza en la propia salud!

Las mujeres que acostumbran a tener ansiedad o pensamientos obsesivos antes de quedarse embarazadas suelen ser las primeras víctimas de esta manera de atender la gestación centrada en la patología, pero no las únicas. No sorprende que se angustien tanto y que tengan mucha dificultad para disfrutar el embarazo y para establecer un vínculo con el bebé desde la gestación; el terror a tener un bebé muy enfermo o que fallezca puede invadirlo todo.

Este modelo obsesionado con la patología también genera culpa cuando no se logra seguir las recomendaciones médicas. Especial relevancia adquieren las que tienen que ver con la comida y el peso. Cuando una gestante llega a la consulta, se le toma el peso y se comenta en voz alta, se puede estar generando en ella una sensación de incompetencia, de que no va a ser capaz de gestar o de parir bien por ser más o menos gorda. Lo de tomar el peso en la consulta no es necesario: la inmensa mayoría de las mujeres prefieren hacer este seguimiento en la intimidad de su casa o en la farmacia; sin embargo, casi nadie cuestiona este trato rutinario y se ha acabado aceptando. ¡A cuántas mujeres no habré escuchado decir que ayunan o hacen dieta los días anteriores a la revisión de obstetricia por miedo a que las abronquen por haber ganado mucho peso en un mes!

Las recomendaciones que se dan para la alimentación cada vez son más extensas y difíciles de seguir, y el lenguaje con el que se escriben es, una vez más, culpabilizador, marcado por ese «deberá» que implica una obligación por el bien del bebé. Se dan mensajes tan disparatados como que la embarazada «deberá leer detenidamente el etiquetado de todos los alimentos» o «deberá asegurar que su nevera mantenga una temperatura entre 3 y 5 °C».[6] La lista de alimentos prohibidos es ya tan extensa que comer durante el embarazo parece más difícil que cursar un máster, ¡como para disfrutarlo!

A las mujeres con antecedentes de trastornos de conducta alimentaria (que con frecuencia no han sido diagnosticadas) toda esta presión por tener que ganar peso a un ritmo predeterminado y someterse a un control externo puede desencadenarles una recaída de su TCA, que, en ocasiones, se manifiesta tras el parto. Más aún cuando, en las redes sociales y los medios de comunicación, se sigue alabando las imágenes de famosas que, pocas semanas después del parto, logran mostrarse con un cuerpo extrañamente similar al que tenían antes del embarazo. La presión por el cuerpo ideal contribuye al agobio con el que se viven el embarazo y el posparto.[7]

Nombrar todas estas presiones y visibilizar hasta qué

6. AESAN, Alimentación segura durante el embarazo, <https://www.aesan.gob.es/AECOSAN/docs/documentos/noticias/2020/embarazadas_pagi- nas_sueltas.pdf>.
7. Ramírez Matos, E., *Psicología del posparto*, Madrid, Síntesis, 2020.

punto impactan en el seguimiento del embarazo nos lleva necesariamente a hablar de «violencia obstétrica». Hacerlo es delicado, pues muchos profesionales piensan que este término lleva implícito una voluntad de hacer daño a las mujeres por parte de los profesionales de la obstetricia o la matronería y, por ello, lo rechazan de plano. Yo no lo entiendo así. El concepto apuesta por visibilizar los mecanismos dañinos de un sistema heredado, un modelo de comprensión y cuidados del embarazo que proviene de esa concepción patriarcal y misógina que hoy por hoy sigue dictando normas y maneras de hacer las cosas que, cuando se analizan con perspectiva de género, con las famosas gafas violetas, nos chirrían.[8] Un ejemplo muy obvio son los tactos vaginales. Creo que dentro de varias generaciones, la gente se preguntará horrorizada cómo se permitía en este siglo hacer tantísimos tactos vaginales durante el embarazo y el parto cuando la información que aportan casi nunca es relevante y, para la mayoría de las mujeres, es altamente invasivo que uno o varios desconocidos les introduzcan los dedos en la vagina. Más grave, si cabe, es que, en muchos casos, se realizan sin que haya un verdadero con-

8. Sadler, M.; M. J. Santos; D. Ruiz-Berdún; G. L. Rojas; E. Skoko; P. Gillen y J. A. Clausen, «Moving Beyond Disrespect and Abuse: Addressing the Structural Dimensions of Obstetric Violence», *Reproductive Health Matters*, 24(47), 2016, pp. 47-55.

sentimiento informado o se aprovecha para hacer de paso una maniobra de Hamilton (despegar las membranas del cuello del útero para desencadenar el parto) sin aviso previo.

Violencia obstétrica en el embarazo también es el trato infantilizador que reciben tantísimas gestantes en las consultas médicas. A veces, llega a ser un trato humillante que se ceba más con las mujeres migrantes o racializadas. El racismo también está presente en la atención sanitaria, aunque cuesta más visibilizarlo porque lo suelen sufrir las madres más vulnerables en situaciones precarias que raramente llegan a denunciarlo.

La obstetricia ha logrado mejoras incuestionables en el pronóstico y la evolución de embarazadas y bebés con problemas de salud: desde la cirugía intrauterina hasta el tratamiento ante la amenaza de parto prematuro, pasando por muchos desarrollos que permiten que lleguen felizmente a término embarazos que, en otros tiempos, hubiesen acabado de la peor manera. Hablar de violencia obstétrica en el embarazo no significa negar todos estos avances, ni es un cuestionamiento a la intencionalidad de una inmensa mayoría de los profesionales sanitarios volcados en ayudar. La crítica se refiere, sobre todo, a cómo se atiende, a cuestiones como el lenguaje, la manera de dirigirse a las mujeres, de no explicarles aspectos relacionados con ellas mismas, de imponerles técnicas o tratamientos sin obtener su consentimiento informado, de no respetar los tiempos necesarios en la mayoría de los casos para asimilar informaciones o tomar decisiones, etc.[9] También alude a todas las intervenciones innecesarias y a su perpetuación sin cuestionamiento alguno. El concepto de violencia obstétrica permite visibilizar el sufrimiento de muchos profesionales de la obstetricia y la matronería que se sienten obligados a actuar de maneras que consideran poco adecuadas, obsoletas o claramente dañinas. Lo violento es el modelo de atención, la manera de tratar a las gestantes sin tener en cuenta sus necesidades emocionales y de acompañamiento, sin cuidar tampoco las necesidades de las profesionales. Como explica la matrona Blanca Herrera, «los profesionales se sienten inseguros y tienen que realizar un montón de pruebas para "que no se les pase nada". Las ecografías de la semana 20, destinadas a buscar posibles malformaciones, son complejas, difíciles y requieren de un entrenamiento muy especial. "Que no se nos pase nada", ante una mujer/familia, que quieren saber "que todo está bien". Hay que saber actuar con empatía y asertividad. Quizá una de las grandes

9. Simonovic, D., *A Human Rights-Based Approach to Mistreatment and Violence Against Women in Reproductive Health Services with a Focus on Childbirth and Obstetric Violence*, Biblioteca Digital de Naciones Unidas, 2019.

lagunas en nuestra formación sea precisamente la comunicación. Es muy difícil para los profesionales trabajar sin un acompañamiento específico, sin grupos de apoyo, sin poder desahogarse y con el miedo constante a la denuncia...».

Cuando comparo la atención sanitaria que recibí estando embarazada a finales de los años noventa con la que se da en la actualidad, no estoy segura de que todo cambio sea a mejor. Sé que parezco muy mayor al decir esto, pero lo cierto es que no percibo a las embarazadas de ahora más felices y sanas, relajadas y disfrutonas que antaño, sino todo lo contrario: a muchas las encuentro bastante preocupadas. Hoy en día, es raro dar con alguna a la que no se le haya diagnosticado, al menos, una posible patología: desde la detección de un cuello uterino demasiado corto hasta el mucho o poco líquido, pasando por las posibles malformaciones o problemas de salud en el bebé; toda esta información, en muchos casos, no se sabe bien si es real o más bien es un dato de variabilidad estadística. Las gestantes ahora utilizan ese lenguaje a menudo indescifrable para quien no está transitándolo. Cada vez tienen que someterse a más pruebas y analíticas, tienen que tomar más suplementos y renunciar a más alimentos, etc. Las abuelas lo saben bien y a menudo comentan por lo bajo su extrañeza frente a tanta prueba.

Apenas hay un espacio en el que se contemple escuchar sus vivencias. Todavía no se han incorporado a los equipos de atención multidisciplinaria al embarazo las psicólogas y psiquiatras perinatales, ni se forma a las matronas y obstetras en aspectos básicos de la psicología perinatal y habilidades de comunicación. No se cuida la salud mental de las embarazadas, en buena parte, por esa falta de formación de obstetras y matronas.

No hay otro proceso similar que se mire con semejante lupa. El escrutinio es constante y no deja de crecer. Los suplementos nutricionales, las pruebas genéticas, las vacunas, la detección de riesgos de patologías como la preeclampsia, la medición de la resistencia de la arteria uterina, la de cada órgano y hueso en desarrollo del bebé, el volumen de líquido amniótico... Todo se analiza a fondo. Y más aún si la concepción ha acontecido por reproducción asistida. Me parece tremendamente agotador. Muy pocas mujeres se hacen ya solo las tres ecografías que recomienda la Organización Mundial de la Salud (OMS); la mayoría se someten a muchas más, a las que hay que sumar las grabaciones en vídeo de larga duración, realizadas cada vez más habitualmente en centros no sanitarios bajo el argumento de que facilitan la vinculación con el bebé.

De nuevo es crucial comprender cómo el lenguaje encuadra y, con frecuencia, condiciona tanto la vivencia como el resultado. ¿Hablamos de control del embarazo o hablamos de cuidados? ¿Seguimiento o acompañamiento? Como mujer adulta sana embarazada ¿qué prefieres?, ¿que te controlen y te sigan o que te acompañen y te atiendan o te cuiden?

El ejemplo más ilustrativo del peso de las palabras lo encontramos con el término «riesgo». Los embarazos se clasifican según el riesgo: alto o bajo. A la mínima, te derivan a la consulta de alto riesgo, lo que casi siempre implica que ya no te seguirá el embarazo una matrona, sino un médico (o varios, porque es frecuente que, en cada consulta, te atienda un especialista diferente). El riesgo alto puede venir por ser adolescente o mayor de ¡¿treinta y cinco?! años, por haber concebido por reproducción asistida, por tener varios abortos previos, por presentar un exceso de peso, por tener una o varias cesáreas previas, por infinidad de razones reales o posibles... Tanto se ha normalizado que, si no hay alto riesgo, hay riesgo bajo; el caso es que siempre se recuerda que hay riesgo.

La comadrona y antropóloga María Jesús Montes explica perfectamente el problema con este modelo: «La representación que el sistema médico hace del riesgo anula la confianza de las mujeres, además de que les expropia de sus saberes o percepciones en relación con las prácticas y vivencias de sus cuerpos, ya que se entiende que ellas no están capacitadas para detectarlos y que, por otro lado, les supone una continua amenaza. Este miedo de saberse siempre en peligro, expresado o no por las mujeres, da poder a quien tiene los recursos para exorcizarlo e induce al acatamiento indudable de los dictados normativos de los expertos y expertas». Y añade: «Estamos machacando a la embarazada para detectar un pequeño grupo de gente que tendrá más riesgo».[10]

La percepción de riesgo en el embarazo influye en el estado afectivo de la mujer y repercute en la toma de decisiones sobre el embarazo y el parto. Las mujeres de hoy saben más sobre su bebé en desarrollo que en cualquier otro momento de la historia; sin embargo, este conocimiento no ha traído consigo una sensación de tranquilidad, sino más bien lo contrario, un aumento de la ansiedad y el miedo difuso.[11] A estas alturas, existe bastante evidencia de que clasificar a las embarazadas como «de riesgo» las afecta negativamente.[12] La OMS también explica cómo el «enfoque de riesgos» ha determinado decisiones acerca del parto, el lugar, su tipo y las personas que lo asisten.

10. Montes Muñoz, M. J., «Cuerpos gestantes y orden social: Discursos y prácticas en el embarazo», *Index De Enfermería*, 17(1), 2008, pp. 25-29

11. Lennon, S. L., «Risk Perception in Pregnancy: A Concept Analysis», *Journal of Advanced Nursing*, 72(9), 2016, pp. 2016-2029.

12. Stahl, K. y V. Hundley, «Risk and Risk Assessment in Pregnancy — Do We Scare Because We Care?» *Midwifery*, 19(4), 2003, pp. 298-309.

Desde las disciplinas sociales con perspectiva feminista se entiende que el discurso sobre el riesgo sirve para controlar a las mujeres embarazadas y da como resultado miedo, culpa, sentimientos de ser juzgada o castigada y un abrumador sentido de responsabilidad personal para prevenir el parto prematuro.[13] Hace ya unos cuantos años, Michel Odent acuñó el término «nocebo» para describir ese efecto pernicioso, utilizando para ello el juego de palabras con los términos en inglés *care* (cuidar/importar) y *scare* (asustar): *Do We Scare Because We Care?* (¿Nos asustamos porque nos preocupa?). Y señalaba como ejemplo el tema del hierro en el embarazo y la «presunta» anemia gestacional.[14] Según él, no es tal anemia, sino pura hemodilución por el aumento del volumen plasmático en el embarazo. Odent se mostraba aún más crítico con el concepto, entonces incipiente, de «diabetes gestacional», tal vez el mejor ejemplo de lo difícil que es delimitar los beneficios y las desventajas de detectar un riesgo aumentado de cualquier patología. La diabetes es un tema con el que muchas mujeres se ven muy presionadas para seguir dietas tremendamente estrictas durante la gestación que, entre otras cosas, dificultan

13. Rothman, B. K., «Pregnancy, Birth and Risk: An Introduction», *Health, Risk & Society*, 16(1), 2014, pp. 1-6.
14. Odent, M., «Gestational Diabetes and Health Promotion», *The Lancet*, 374(9691), 2009, p. 684.

mucho el disfrute, un elemento necesario y saludable que no suele tenerse en cuenta. Las dietas son muy difíciles de llevar y pequeñas excepciones pueden generar muchísima culpa. Si una dieta tan estricta a la que se somete con más frecuencia a las embarazadas les genera un estrés tan grande que puede dañar al bebé o la evolución y la vivencia del embarazo, ¿hasta qué punto vale la pena?

Las palabras nunca son inocuas; por tanto, nosotras proponemos un cambio en la nomenclatura: utilizar la palabra «riesgo» solo para visibilizar todos los «contextos de riesgo», es decir, lugares y situaciones donde una embarazada corre peligro,[15] y utilizar el término «embarazo complicado» para referirnos a todas las gestaciones que por presentar la madre una patología previa, una patología propia del embarazo (obstétrica) o por haberse detectado una alteración en el bebé van a requerir ese seguimiento estrecho. Así, en vez de «embarazo de riesgo», hablamos de estar embarazada o gestar «en un contexto de riesgo». Visibilizar esos contextos de riesgo implica nombrar todas las violencias a las que están expuestas o inmersas muchas mujeres.

¿Cuán peligroso es gestar? La OMS estima que cada

15. Fernández Lorenzo, P. e I. Olza, *Psicología del embarazo*, Madrid, Síntesis, 2020.

día mueren en todo el mundo unas 830 mujeres por complicaciones relacionadas con el embarazo o el parto. El 99 por ciento de esas muertes maternas se dan en países en desarrollo. La inmensa mayoría se podrían haber evitado con una atención digna. Muchas de esas muertes tienen que ver con una absoluta falta de cuidados, pero eso no significa que, sin cuidados, la mayoría de los embarazos puedan ser mortales.

Estar embarazada en un mundo patriarcal conlleva una alta probabilidad de sufrir violencia(s) o de estar expuesta o participar en ellas. La falta de matronas que atiendan a las gestantes y parturientas en todo el mundo también es un indicador de violencia obstétrica. Demasiadas mujeres mueren en países pobres por culpa de prácticas obsoletas o violentas, como cesáreas realizadas sin indicación real y sin higiene ni cuidados posquirúrgicos adecuados. Muchas de las hemorragias maternas letales tal vez se podrían haber evitado con otro modelo de atención al parto. Las cifras de mortalidad materna merecen ser analizadas desde la perspectiva de la violencia, recordando que el primer supuesto de violencia obstétrica es no atender adecuadamente las urgencias en el embarazo.

La violencia más grave y frecuente en el embarazo es la de género. Las cifras hablan por sí solas: en España, una de cada cuatro embarazadas sufre violencia de género.[16] En Estados Unidos, la primera causa de muerte en el embarazo es el homicidio.[17] En general, durante la gestación, se recrudece o empeora la violencia por parte del futuro padre, probablemente, porque en muchos hombres se desatan miedos, angustias e inseguridades y celotipias que no pueden ni saben canalizar de ninguna otra manera que no sea controlando o sometiendo todavía más a la mujer, agrediéndola de diversas formas. Tal vez la perspectiva de convertirse en padres también desate y reactive en ellos heridas muy profundas de su primera infancia o vida prenatal sin que tengan la mínima posibilidad de identificarlas. Muchos aumentan su consumo de alcohol y drogas como única estrategia de afrontamiento, lo que empeora la violencia. Son tristemente frecuentes las agresiones físicas con golpes en el vientre, con una clara intención de dañar al bebé.

Es mucho más frecuente e invisible de lo que se piensa. He atendido a mujeres que tuvieron partos prematuros que me han revelado tiempo después que el día que

16. Velasco, C.; J. D. Luna; A. Martin; A. Caño y S. Martin- de-Las-Heras, «Intimate Partner Violence Against Spanish Pregnant Women: Application of Two Screening Instruments To Assess Prevalence and Associated Factors», *Acta Obstetricia Et Gynecologica Scandinavica*, 93(10), 2014.

17. Lawn, R. B. y K. C. Koenen, «Homicide Is a Leading Cause of Death for Pregnant Women in US», *BMJ (Clinical Research Ed.)*, 379, 2022, p. 2499.

se pusieron de parto habían sido golpeadas o maltratadas verbalmente y, aunque estaban seguras de que fue la agresión lo que desencadenó el parto, no fueron capaces de decírselo a los sanitarios por puro miedo. Mientras todos los profesionales sanitarios no estén formados en detectar, atender y ayudar a las mujeres víctimas de violencia de género durante la gestación, es probable que el escenario solo vaya a peor. Muchísimas de las crisis de ansiedad que vemos en el embarazo se deben a esto mismo: gritos, desprecios y, sobre todo, la sensación de miedo constante con la que conviven muchas embarazadas: miedo a que la pareja las agreda, miedo a que les quite al bebé al poco de nacer logrando una custodia compartida precoz, miedo a que les quite la vida a ellas o a sus criaturas... Es un escenario de terror, pero no se explora ni se detecta rutinariamente pese a la alta frecuencia. Resulta paradójico que se destinen tantísimos recursos a detectar enfermedades rarísimas o a posibles riesgos y tan pocos a detectar y atender la violencia de género tan prevalente.

En ocasiones, la punta del iceberg visible de ese maltrato es la falta de cuidados durante el embarazo: puede aumentar el consumo de tóxicos como el alcohol o el tabaco o hacer que la mujer falte a las consultas de seguimiento, etc. La OMS viene haciendo hincapié en este tema, señalando todas las consecuencias para la salud de madres y bebés, tanto a corto como a largo plazo. Entre ellas, también se encuentran los abortos espontáneos y los provocados, las enfermedades de transmisión sexual, el aumento de peso insuficiente y todo tipo de lesiones. Por todo ello, cada vez que una mujer embarazada acuda a urgencias de un hospital o centro de salud con cualquier tipo de síntoma, es fundamental que se valore y se explore si está viviendo violencia en el hogar y se le ofrezca escucha, apoyo, seguridad y derivación a recursos especializados de atención integral.

Otras violencias a las que pueden estar expuestas las gestantes incluyen la violencia obstétrica (ya mencionada), la exclusión, la pobreza, la migración y el racismo. También la guerra, la persecución política por razones como la homosexualidad, la religión u otras. Las mujeres migrantes que con frecuencia llegan a nuestro país gestando en situaciones de máxima precariedad suelen ser víctimas de una suma de todas esas violencias. Debería ser una prioridad absoluta ofrecer cuidados de máxima calidad a las gestantes en esos contextos violentos para ayudar a romper el círculo vicioso de la violencia, el trauma intergeneracional y el maltrato.

Como ya he mencionado, en el Instituto Europeo de Salud Mental Perinatal, proponemos hablar de «embarazo complicado» (en sustitución de «embarazo de riesgo») solo cuando realmente haya una complicación médica u obstétrica que necesite un seguimiento. En el embarazo, como en cualquier otro momento de la vida, pueden iniciarse enfermedades graves como el cáncer o agravarse otras como la epilepsia, la hipertensión arterial, etc. También hay mujeres con patologías crónicas que, gracias a los avances de la obstetricia, están logrando quedarse embarazadas (esclerosis múltiple, enfermedades autoinmunes, cirugía para trasplante de órganos, etc.). En este punto, la obstetricia sí tiene un lugar destacado en el seguimiento de esos embarazos con una complejidad médica previsiblemente alta y donde más éxito alcanza la especialización. No obstante, es clave que, en esos equipos, haya también psiquiatras y psicólogas perinatales que tengan en cuenta las vivencias de la embarazada, que conozcan su entorno y que prevengan la psicopatología adaptativa.

Mención aparte merecen las mujeres con antecedentes psiquiátricos significativos. Las que ya han presentado un trastorno mental grave deberían poder mencionar sus deseos o planes de maternidad en las consultas de salud mental sin ser juzgadas y ser atendidas por un equipo multidisciplinario. Por desgracia, en algunos casos, reciben un cuestionamiento frontal, a veces incluso por parte de sus propias familias: «¿Cómo pretendes quedarte embarazada si tienes un trastorno bipolar o de la personalidad?». Son comentarios que han escuchado muchas de estas mujeres, sin oportunidad de sentirse validadas y acompañadas en su deseo de maternidad. La consulta pregestacional en psiquiatría perinatal sirve para poder elegir cuándo buscar el embarazo, revisar los fármacos para pautar los más seguros y, sobre todo, planificar qué apoyos y acompañamiento va a necesitar durante la gestación. Es clave comprender que, con la ayuda adecuada, para muchas mujeres con trastorno mental previo, la transición maternal puede ser una transformación muy sanadora, llegando a estabilizarse y a encontrarse mejor que nunca. Cuando se logra, casi siempre es gracias a toda una labor preparatoria durante años, tanto por parte de la propia mujer como de su entorno directo y con ayuda de los profesionales que la atienden. En esos casos, la mujer sabe muy bien cuáles son los síntomas que pueden indicar una posible recaída, sabe pedir ayuda a la mínima complicación y protegerse del trastorno mental, y su entorno sabe cuidarla y responder de manera inmediata si es necesario.

Otras veces, la complicación se da por el propio embarazo: la patología obstétrica clásica. Situaciones como, por ejemplo, la amenaza de tener un parto prematuro, que a veces se da por una incompetencia de la cérvix, que puede obligar a poner un cerclaje o pesario en el cuello del útero; algo parecido a lo que acontece cuando se da la rotura prematura de la bolsa. En un escenario como este, la mujer, con frecuencia, tiene que pasar casi la mitad del embarazo en reposo o incluso ingresada en el hospital, lo que conlleva una enorme incertidumbre ante la posibilidad de que nazca un bebé que no pueda sobrevivir o con una prematuridad grave. Son embarazos con mucho tiempo para pensar y para preocuparse; por este motivo, el acompañamiento psicológico es especialmente necesario. Cuando hay que atender a madres ingresadas con amenaza de parto prematuro, a veces, el trabajo consiste en ayudarles a tomar conciencia de que tal vez sean esos los últimos días en toda su vida que disfruten de la experiencia de estar gestando. Ese acompañamiento pasa por la escucha y la ayuda o el sostén para que la mujer pueda estar presente en el presente, valga la redundancia, y se anime a verbalizar todas sus inquietudes y preocupaciones. Herramientas como la meditación o el *mindfulness* resultan de gran ayuda. Aprovechar ese tiempo de reposo para potenciar la creatividad inherente a la gestación puede ser una oportunidad de crecimiento y cambio muy potente.

La hiperémesis gravídica es un trastorno que va mucho más allá de las náuseas y vómitos típicos del primer trimestre. Es algo agotador vomitar a todas horas y con ingestas mínimas, con el riesgo añadido de deshidratación y otras complicaciones. Representa la primera causa de ingreso en el primer trimestre del embarazo. Clásicamente, se interpretaba como algo psicosomático, como un rechazo inconsciente del embarazo o incluso una forma de lograr abortar.[18] Si era grave, se trataba de maneras tan severas como esta: «La paciente debe ser hospitalizada en una habitación en penumbra, sin contactos externos, es decir, ni visitas ni teléfono ni televisión ni prensa. En este contexto, será rehidratada, realimentada y tratada con perfusión de líquidos». Un buen ejemplo de tratamiento infantilizador y culpabilizador otorgado por la medicina a síntomas que solo afectan a mujeres.

Una de las víctimas de ese tipo de tratamiento fue la doctora estadounidense Marlena Fejzo. En 1996, pasó su primer embarazo vomitando tanto que tuvo que permanecer en cama varias semanas. Tres años después, en su segundo embarazo, la intensidad de las náuseas y los vómitos fue tan grave que adelgazó siete kilos en el primer trimestre: apenas lograba retener alimento en su estómago. Los médicos le dijeron que lo hacía para llamar la atención de su marido y sus padres. Por culpa de los vó-

18. Martínez del Val, M. P.; A. Tejerizo-García; A. Henrí- quez; S. P. González-Rodríguez; M. A. Ruiz; L. Hernández-Hernández; R. Alcántara; M. Belloso; J. L. Lanchares y L. Tejerizo-López, «Aproximación psicológica a la hiperémesis gravídica», *Clínica e Investigación en Ginecología y Obstetricia*, 32(4), 2005, pp. 157-171.

mitos, perdió al bebé que esperaba; sin embargo, de aquel duelo, salió su determinación por investigar la hiperémesis.[19] La doctora Fejzo, finalmente, ha logrado demostrar que el trastorno tiene su origen en una hormona que produce el bebé, la GDF, a la cual algunas mujeres son mucho más sensibles que el resto y les ocasiona los vómitos y las náuseas. Además, recientemente ha descubierto que esa sensibilidad mayor se asocia con una mutación en el gen que produce la misma hormona, el GDF15. Fejzo explicó el alivio que le produjo demostrar que hay una alteración biológica real que motiva que, a pesar de desear el embarazo y querer cuidarse lo mejor posible, un porcentaje importante de mujeres presentan vómitos tan graves como para requerir un ingreso hospitalario y una alimentación por sonda intravenosa. Fin de la peregrina idea de culpar a las embarazadas de los vómitos.

La historia es similar a lo que ha acontecido con otros síntomas y trastornos más frecuentes en las mujeres a lo largo de la historia de la medicina, que han sido tachadas como «histéricas» y sus trastornos como «psicosomá-ticos» y demás, causando un daño enorme en mu-

19. «Le dijeron que los vómitos que acabaron con su embarazo eran fingidos», <https://elpais.com/salud-y-bienestar/2023-12-13/le-dijeron que-los-vomitos-que-acabaron-con-su-embarazo-eran-fingidos-mas-de-20-anos-despues-esta-genetista-ha-descubierto-su-origen.html>.

chos casos y motivando que infinidad de mujeres se hayan sentido juzgadas o poco o nada entendidas.[20] En el caso de la hiperémesis gravídica, el papel de asociaciones como la británica HER (Fundación de Investigación sobre Hiperémesis) y testimonios como el de Kate Middleton han sido un apoyo importante para revertir esa tendencia a psicologizar y culpabilizar a las embarazadas.

Con relativa frecuencia, el embarazo no sigue más allá de las primeras semanas y se produce un aborto espontáneo. En una mayoría de casos, va a haber una reacción de duelo con tristeza y dolor: las madres sentimos a los bebés (me resisto a llamarlos «fetos») como nuestros hijos o hijas desde fases muy tempranas. Por eso, es erróneo asumir que el dolor por la pérdida de un bebé es mayor cuanto más avanzada está la gestación. En realidad, lo absurdo es pensar que el dolor se puede medir, cuando es algo íntimo e intransferible. Sin embargo, el trato y el acompañamiento en el aborto espontáneo suele dejar mucho que desear.

Las madres que han atravesado estos duelos han sido el principal motor para el cambio en los protocolos de atención a la pérdida gestacional. Para empezar, los

20. Valls Llobet, C., *Mujeres invisibles para la medicina*, Barcelona, Capitán Swing, 2020.

profesionales no suelen nombrar al bebé como hijo o hija deseado que era. Cuando un bebé fallece, incluso en las primeras semanas del embarazo, es importante que los profesionales pregunten cómo se iba a llamar y que cuiden al extremo el lenguaje a la hora de comunicar una noticia tan dolorosa como el terrible «no hay latido».

Muchas de estas madres en duelo cuyos bebés murieron intraútero o nada más nacer han sido enormemente generosas al compartir sus testimonios y experiencias con los profesionales sanitarios en espacios formativos, artículos, libros, etc. Sus peticiones son de una humanidad elemental, pues solicitan un trato digno para ellas, para sus parejas y para sus familias en el momento de parir a un bebé sin vida, tenga este tres, cinco o nueve meses de vida uterina.

Me sorprende lo que ha costado y sigue costando que el buen trato que reclaman sea generalizado, que no se tengan que oír barbaridades (como la terrible «mujer legrada, mujer preñada»), que se permita siempre el acompañamiento en las consultas (¡qué doloroso y absurdo fue que se prohibiera durante la pandemia!), que se ofrezca en todo momento la opción de ver y sostener los restos del bebé y despedirse con tiempo y dignidad. Todo ello facilita el duelo, al contrario de lo que se pensaba en el siglo pasado, cuando la práctica habitual era prohibir ver al bebé fallecido pensando que así la mujer se recuperaría antes.

Cuidar el lenguaje, ofrecer acompañamiento y dar a las familias el tiempo que necesiten son las claves básicas en la atención a la muerte gestacional.[21] Tener presentes al padre o la pareja, a los hermanos o hermanas, así como al resto de la familia extensa que ya quería y esperaba a ese bebé es imprescindible.

El manejo expectante es una opción válida y segura en muchos casos de aborto espontáneo cuando se detecta que el bebé ha fallecido. Pasa por esperar a que la mujer se ponga de parto por sí misma, en vez de hacer un legrado casi inmediatamente. Pueden pasar varios días o semanas. Igualmente, cuando se atiende en el hospital el parto de un bebé sin vida es importantísimo dar tiempo para llorar, para escuchar, para despedir, para que la mujer pueda elegir cómo quiere hacerlo y con quién, para pensar qué hacer con la subida de la leche (si suprimirla o bien transitarla y tal vez donarla), para planear qué recuerdos crear, etc. Puede ser muy triste y doloroso, pero también muy bonito. Afortunadamente, gracias a las asociaciones de apoyo al duelo y a la sensibilidad de mu-

21. Gómez Ulla, P. y M. Contreras García, *Duelo perinatal*, Madrid, Síntesis, 2021.

chísimas profesionales, los protocolos de atención a la muerte gestacional ya han mejorado muchísimo.

En cualquier caso, es muy importante que los profesionales estén bien formados para que puedan acompañar las pérdidas gestacionales precoces, desde el tiempo y la confianza, no desde el miedo y los protocolos. Cuando así lo hacen, muchas mujeres expresan que los nacimientos de bebés sin vida, si se respeta el parto y se acompaña a los progenitores, pueden ser experiencias hermosas y para nada terribles.[22]

La atención en el primer trimestre está muy condicionada por la detección de posibles problemas o malformaciones fetales. Con las nuevas técnicas, es posible detectar ADN del bebé en la sangre materna desde la décima semana (antes era preciso esperar a hacer una biopsia de las vellosidades o una amniocentesis). El hecho de conocer ese ADN conlleva una toma de decisiones. Las alteraciones cromosómicas no se pueden corregir, pero la detección implica ofrecer la posibilidad de interrumpir la gestación dentro del plazo legal. Otra opción es el clásico «cribado»: una estimación de las probabilidades de que haya una alteración cromosómica partiendo de una analítica de sangre y una ecografía en torno a las semanas 11-14.

22. Gómez Ulla, P. y M. Contreras García, *op. cit.*

Cuando se detecta un riesgo aumentado de alguna malformación, la comunicación de tan incierta noticia suele dejar mucho que desear. Es un tema difícil del que casi no se suele hablar. En España, se permite interrumpir legalmente estas gestaciones hasta la semana 22. Para los profesionales tampoco es sencillo, pues interrumpir implica provocar un parto de un bebé que puede nacer con vida aún, por lo que es preciso ofrecer unos cuidados para evitar una dolorosa agonía. Muchas matronas y médicos se sienten poco o nada formados y apoyados para acompañar en estas situaciones. Hay profesionales que expresan la enorme dificultad que implican estos partos e interrupciones en torno a las semanas 22 y 23, cuando, con unos pocos días más, se hacen grandes esfuerzos por garantizar la supervivencia. Es la zona más gris, oscura y difícil de la atención obstétrica.

La expresión «incompatible con la vida» utilizada para referirse a un bebé que crece en el vientre de su madre me parece dañina y habría que erradicarla. ¿Cómo puede ser «incompatible con la vida» un ser que está vivo? O, dicho de otra forma, incompatible ¿con qué vida? Al hacer la pregunta, me viene la respuesta: incompatible «con esta vida en este mundo en el que vivimos o en este sistema capitalista». Es como si se les dijera a estas familias: ¿para qué vais a tener un bebé que morirá sin llegar a la edad adulta o que apenas vivirá?, ¿para qué tener un bebé gravemente enfermo?, ¿qué sentido tiene? El eufemismo «incompatible con la vida» sirve a menudo para sentenciar: como es incompatible, se decide terminar con esa vida. Pocas veces se permiten otras opciones, como esperar a que nazca y fallezca de forma respetuosa, probablemente, por el miedo que, como sociedad, tenemos al sufrimiento (y a la incertidumbre). Tal vez, ese intento de evitar el daño, cuando llega, genere a la larga muchísimo más dolor, un dolor que encima es mudo, sordo y quizá imposible de identificar. En ocasiones, las familias reciben otros comentarios terribles del tipo «si vive, será como un vegetal». ¿Qué médico puede afirmar eso con seguridad? ¿Qué sabemos sobre la experiencia de vida de las personas o, mejor dicho, de los bebés gravemente discapacitados? ¡Hay tanto que ignoramos! Me parece que el tema aquí no somos los médicos, sino la sociedad en su conjunto. Porque lo que subyace, igual que con el sufrimiento, es la bajísima tolerancia y respeto que, como sociedad, tenemos hacia la diferencia, la discapacidad o las distintas maneras humanas de estar en la vida y de vivirla.

Las preguntas que más a menudo se hacen las madres y los padres son: ¿sufrirá mi bebé?; ¿qué vida le espera?; ¿qué puedo hacer?; ¿podré cuidarlo?; ¿cómo cambiará mi vida si sigo adelante con este embarazo?; ¿qué hacemos con esta información que apenas podemos entender?; ¿no es acaso egoísta mi deseo de traer al mundo a un bebé gravemente enfermo o discapacitado?; y si no deseamos traerlo, ¿somos unos egoístas?; y nuestros otros hijos, presentes o futuros, ¿cómo van a ser sus vidas con un hermano gravemente discapacitado? Y aquí se dan de bruces con la realidad: son muy escasos e insuficientes los apoyos para las familias que tienen que atender a un hijo o una hija gravemente discapacitado o enfermo. Tan escasas son que las familias, a menudo, sienten que sencillamente va a ser imposible poder cuidarle dignamente. Son muy contados los espacios donde aprender experiencias de familias que han pasado por situaciones similares. El preciosísimo libro de la fotógrafa Ana Álvarez Errecalde titulado *CARE: cuidar importa* visibiliza con enorme delicadeza y franqueza la experiencia de muchas familias, como la suya propia, cuidando a hijos con diferentes formas de discapacidad desde el respeto y el amor más profundo.[23]

Las mujeres no deberían verse solas en estos trances. Si de verdad nos preocupáramos por las madres y los padres que se plantean interrumpir el embarazo, lo prime-

23. Álvarez Errecalde, A., *CARE: Cuidar importa*, 2020.

ro que haríamos sería garantizar que, en el caso de que decidiesen seguir adelante con la gestación, tuviesen suficiente apoyo social y económico para los cuidados. Porque, como sociedad, ¿cómo tratamos a las personas con discapacidad? ¿Cuánto compartimos los cuidados con las familias? Si un padre o una madre van a tener un bebé gravemente enfermo, ¿de qué bajas, permisos y ayudas podrán disponer?

Algunas madres deciden interrumpir la gestación y explican que lo han hecho por amor, por deseo de evitar un sufrimiento mayor al bebé o a sus hermanos. La opción de seguir adelante con el embarazo cuando hay una grave malformación, sin embargo, resulta casi más difícil. No digamos ya intentar un parto respetado y fisiológico, una limitación de los cuidados al nacer, una muerte dulce en brazos o en casa. Creo que solo las mujeres que se encuentran muy apoyadas íntimamente pueden recorrer ese camino hoy en día: parir naturalmente con amor a un bebé con pocas esperanzas de vida, despedirse amorosamente y en familia, celebrar cada momento de esa vida, aunque sean semanas o meses, son tareas que requieren haber transitado lentamente muchos momentos de sombra, silencio, dolor y también luz. Abrirse a otras formas de entender la vida, no necesariamente (ni exclusivamente) ligadas a vivencias o creencias religiosas.

Del mismo modo, para que los profesionales sanitarios puedan atenderlos con la excelencia que estos bebés y estas familias requieren desde la gestación, es preciso que también se sientan cuidados. Significa, por ejemplo, que si acompañan a un bebé que va a fallecer, puedan contar luego con un espacio de supervisión personal, un descanso si lo necesitan, en definitiva, un trato preferencial para precisamente poder cuidar con la máxima calidad en circunstancias extremas. Sobre todo, sentirse parte de un equipo que cuida y sostiene tanto a las familias como a los profesionales. En realidad, supone todo un cambio de paradigma.

¿Cómo podemos acompañar y sostener sin juzgar, sin imponer a nadie creencias religiosas, cuando la ciencia ya no nos apoya? Y como sociedad, ¿cuánto estamos perdiendo al eliminar vidas preciosas y diferentes? ¿Por qué ya no nacen casi bebés con síndrome de Down o con malformaciones leves, como el labio leporino? ¿Echaremos de menos su energía sutil y preciosa? ¿Podemos hablar de la eugenesia? ¿Por qué parece que ya solo vale gestar vidas si van a ser productivas?

Incluso cuando el embarazo ha ido estupendamente bien, el final de la gestación también suele estar marcado por la medicalización y el miedo. Cada vez son menos las gestantes que llegan a ponerse de parto espontáneamente. Si no te detectan una cosa, es otra: ¿para qué esperar? Pareciera que lo más seguro fuera programar e inducir todos los partos.

Hace ya tiempo que dejaron de nacer bebés en fines de semana o en fiestas señaladas.[24] Es importantísimo que se entienda que la fecha probable de parto no existe. O, dicho de otro modo, si existe, no es un día concreto, sino todo un mes. El embarazo humano dura de media entre 38 y 42 semanas. Puede haber embarazos perfectamente sanos que se prolonguen más allá de las 42 o 43 semanas. En esas últimas semanas, lo que más madura en el bebé es el cerebro. Forzar o inducir un nacimiento antes de tiempo por razones no médicas es aventurado y conlleva un riesgo aumentado de complicaciones en el neurodesarrollo, pero como estos problemas (autismo, trastornos del aprendizaje y la lectoescritura, etc.) se suelen diagnosticar años después del nacimiento, nadie acostumbra a nombrarlos cuando se habla de inducir un parto.

Las madres y sus parejas, los futuros padres, tienen la responsabilidad de informarse bien (aunque esto debería producirse sin tener que hacer una tesis doctoral al respecto). Ante decisiones complejas, es importante

24. Recio Alcaide, A.; C. Pérez López y F. Bolúmar, F., «Influence of Sociodemographic Factors in Birth seasonality in Spain», *American Journal of Human Biology: The Official Journal of the Human Biology Council*, 34(10), 2022.

facilitar la posibilidad de pedir una segunda opinión. La relación entre profesionales y usuarias tiene que estar marcada por el respeto mutuo. Es urgente que haya una mayor transparencia en la obstetricia, que las mujeres y sus parejas puedan conocer las tasas e indicadores de los profesionales y hospitales que les van a atender, tanto de cesáreas, inducciones, mortalidad perinatal, etc., como de buenas prácticas, excelencia e innovación. Todo ello requiere un cambio en la política sanitaria que apueste por una transparencia y un diálogo continuo tanto con las asociaciones de usuarias como con los profesionales sanitarios.

La medicalización del parto es más conocida y comprendida que la del embarazo.[25] El problema es que, si se ha transitado el embarazo con el miedo inoculado, va a ser difícil llegar al parto confiando en el propio cuerpo o con ganas de sentir toda la potencialidad implícita en la experiencia del parto fisiológico.[26]

Viendo el complejo panorama global de medicalización y el contexto de cada mujer o pareja en particular,

25. Johanson, R.; M. Newburn y A. Macfarlane, «Has the Medicalisation of Childbirth Gone Too Far?», *BMJ (Clinical Research Ed.)*, 324(7342), 2002, pp. 892-895.
26. Olza, I.; K. Uvnas-Moberg; A. Ekström-Bergström; P. Leahy-Warren; S. I. Karlsdottir; M. Nieuwenhuijze; S. Villarmea; E. Hadjigeorgiou; M. Kazmierczak; A. Spyridou y S. Buckley, «Birth as a Neuro-Psycho-Social Event: An Integrative Model of Maternal Experiences and Their Relation to Neurohormonal Events During Childbirth», *Plos One*, 15(7), 2020.

las grandes preguntas son: ¿cómo acompañar y cuidar el embarazo y a las embarazadas?, ¿cómo hacerlo desde el cariño, el cuidado y la responsabilidad en vez de hacerlo desde el miedo y la culpa?, ¿dónde está la justa medida?, ¿acaso la hay?, ¿es legítimo reclamar un uso más sensato de los recursos y pruebas que favorezca que todas las mujeres que gesten encuentren el apoyo que necesitan, no solo en cuanto a las pruebas médicas, sino también en apoyo emocional, social y laboral?, ¿nos compete a toda la sociedad cuidar a los que llegan y a las que los portan en el inicio de la vida?

¿Cómo y cuál sería el seguimiento ideal del embarazo? No se trata de renunciar a los avances, sino de elegir bien e, idealmente, desde antes del embarazo. ¿En manos de qué profesional o equipo decidimos poner el seguimiento de cada embarazo? ¿No sería ideal que matronas y obstetras trabajaran siempre en equipo y pudieran contar, además, con el apoyo de otras profesionales, especialmente, de psicología perinatal? En muchas situaciones, no se puede elegir, solo hay una opción: lo que toque o haya en la sanidad pública. Aun así, es importantísimo informarse. Las profesionales tienen la obligación de actualizar sus conocimientos, lo que no debería depender solo de la industria farmacéutica. Sin embargo, esta es experta en disfrazar de formación continuada actividades (cursos, seminarios, congresos, etc.) que, en realidad, son solo puro marketing (y se celebran en atractivos destinos turísticos incluyendo viajes, restaurantes y hoteles con todos los gastos pagados para los profesionales) para que, por citar un ejemplo, matronas y obstetras receten todo tipo de suplementos nutricionales a las gestantes, que no necesitan en absoluto si llevan una alimentación equilibrada.

El modelo ideal de atención al embarazo probablemente pase por potenciar los equipos multidisciplinarios, con profesionales de la salud mental integrados en ellos, junto con la atención grupal a las embarazadas y sus parejas. ¿Por qué grupal? Porque se está empezando a comprender que, durante el embarazo y el posparto, los grupos son una herramienta clave para prevenir la soledad de muchísimas madres y facilitar su salud mental, así como el acceso a los cuidados. En algunos lugares, ya se está viendo que, si la obstetra o la matrona atienden a las embarazadas en grupo, incluso para el seguimiento puramente médico, estas se vinculan más e interiorizan mejor todo lo referente a sus cuidados.

Una cuestión importante que compete a cada mujer o pareja es pensar bien antes de hacer cada prueba. A ser posible, procurar responder con anterioridad a las siguientes cuestiones: qué información nos va a aportar esta prueba y qué haremos con esa información. A veces, la respuesta nos lleva a decidir no hacer la prueba. Es el caso de María, una colega médica que, en su tercer embarazo, decidió no hacerse un test de embarazo ni tampoco el cribado del primer trimestre que permite detectar posibles alteraciones cromosómicas. María tenía clarísimo que estaba embarazada por tercera vez, no veía necesario hacerse ninguna prueba para confirmarlo. Pero, además, María y su pareja sabían que, incluso si el bebé tenía algún problema, no iban a interrumpirlo, por lo que descartaron hacer el cribado y prefirieron esperar a que, en la ecografía del segundo trimestre, les dijeran si había algún problema de desarrollo o no. Pese a que ambos eran médicos, se encontraron con poca empatía por parte de los profesionales cuando comunicaron su decisión. Resulta llamativo cuánto les cuesta aún a muchos médicos aceptar y respetar que las usuarias decidan no seguir sus recomendaciones o no hacerse pruebas diagnósticas.

Todo esto nos lleva a una interesante reflexión sobre el embarazo percibido, en última instancia, como fin o como medio; es decir, la posibilidad de disfrutar de estar gestando sin estar obsesionada con el «producto final». La socióloga Barbara Katz Rothman analizó el caso de Holanda, donde muchas mujeres declinaban hacerse pruebas de cribado durante la gestación por la misma razón: porque, si algo no iba bien, preferían no saberlo, ya que eso les impediría disfrutar de la gestación.[27] Esto ya casi nos parece impensable. ¿Es egoísmo querer disfrutar del embarazo, priorizar el propio disfrute, querer gozar con toda la transformación? ¿Por qué se tiende a juzgar a la mujer que, desde la conciencia, elige no hacerse más pruebas, como si eso implicara que fuera una peor madre o menos capaz de cuidar a su bebé?

¿Cómo podemos facilitar que cada embarazo se viva como una auténtica gozada?

La primera atención al embarazo tendría que estar centrada en explorar el deseo materno, en averiguar si el embarazo ha sido buscado y deseado o no, en escuchar cómo se siente la mujer e indagar si hay ambivalencia en torno a la gestación. Muchas veces, la primera decisión que tiene que tomar la madre es seguir adelante o interrumpir. Incluso cuando el embarazo ha sido buscado, puede activarse el miedo o la duda de si continuar una vez que se ha conseguido. Es algo frecuente y no pasa nada, pues toda mujer recién embarazada merece la oportunidad de sentirse escuchada desde el no juicio y poder expresar cualesquiera que sean sus dudas o preocupaciones al respecto. Es muy importante ofrecer esa

27. Katz Rothman, B., *Spoiling the Pregnancy: Prenatal Diagnosis in the Netherlands*, Catharina Schrader Stichting, 2000.

escucha, sin presionar nunca, y que las mujeres que decidan interrumpir la gestación lo puedan hacer dándose un tiempo para explorar todas las opciones a fondo y también su deseo, estando bien acompañadas y apoyadas. Incluso si se decide interrumpir la gestación voluntariamente, en algunos casos, puede ser necesario un espacio terapéutico para realizar ese duelo y despedirse de esa vida que estaba gestando.[28]

Disfrutar el embarazo. ¿Cómo? Con tiempo. Vincularse con el bebé desde el embarazo requiere fantasearle, soñarle, descubrirle, hablarle. No como obligación, sino entendiendo que es una relación humana, que se pueden tener altibajos, que somos complejas, ambivalentes, cíclicas, intensas, explosivas; que es posible tener emociones y pensamientos variados y entretenerse de maneras muy variadas.

Poder celebrar la transformación corporal, con tiempo para transitarla y disfrutarla. Nutrirse bien, no como obligación, sino como amoroso autocuidado. Disfrutar la sensualidad y la erótica propias del embarazo. Para muchas mujeres es un momento de plenitud también en lo sexual, con una sensibilidad exquisitamente incrementada que puede ser utilizada como brújula a la hora de des-

---

28. Fernández Lorenzo, P. e I. Olza, *Psicología del embarazo*, Madrid, Síntesis, 2020.

cubrir y experimentar nuevos placeres. Pasar tiempo en la naturaleza, en entornos protegidos, poder dedicarse a la contemplación, a la lentitud o al deporte si place. Tener tiempo para conversar con las mujeres mayores de la comunidad, las abuelas, tías, vecinas, escuchar como vivieron ellas sus gestaciones.

Pero es urgente que haya un cambio social, que se celebre cada gestación, que haya una prestación o ayuda económica universal por embarazo y que sea mayor para las que se encuentran en situación de mayor vulnerabilidad.

Michel Odent decía que la mejor preparación al parto consistía en juntar a varias embarazadas en torno a un piano y animarlas a cantar. Tal vez suene naíf, pero creo que no lo es tanto. Cantar con otras significa vincularse, liberar oxitocina, relajarse, cargarse de alegría y esperanza… Las experiencias de canto prenatal, como el canto carnático que trajo Leboyer de la India, van en la misma línea.

¿Cómo serán los cuidados del futuro? Es difícil de saber ahora que se avecina una transformación profunda de la medicina con la inteligencia artificial. Ojalá el cambio vaya en la dirección de la continuidad de los cuidados, que cada embarazada cuente con una o varias matronas que la atiendan desde el embarazo hasta el posparto y que cuente con obstetras vinculadas, a su vez, con el equipo. Ojalá también se incluyan los cuidados a la salud mental durante el embarazo, pero no para psiquiatrizarlo, desde luego, sino todo lo contrario: para poder acompañar a cada mujer y pareja como necesiten, a transitar la gestación sintiéndose escuchadas y apoyadas, y con espacios terapéuticos individuales o grupales cuando sea preciso. Un acompañamiento a la espera, que permita disfrutar y explorar la creatividad; que los profesionales también se sientan partícipes del gozo de gestar, de estar ahí, en el creativo origen de la vida humana.

6

PROCREAR

Mi madre pasó los meses finales de su primer embarazo (es decir, el mío) trabajando como estudiante de medicina en prácticas en una planta de maternidad de un hospital universitario belga. Así que yo pasé los últimos tres meses de mi vida intrauterina acudiendo a diario al hospital, entre el paritorio y la planta de maternidad, escuchando cómo nacían otros bebés. ¿Será por eso por lo que escribo este libro? ¿Tendrá algo que ver mi dedicación a la perinatalidad con la huella de lo que viví y percibí en mi entorno cuando estaba dentro de mi madre? ¿Mi compromiso y mi activismo para que la gente comprenda que ya desde el útero los bebés perciben, sienten, aman y recuerdan pueden tener un origen intrauterino? ¿Cuántos otros aspectos de mi personalidad se originaron en mi vida uterina y acuática?

Hace ya unos cuantos años, participé en una sesión de

hipnosis en la que se me propuso regresar al útero materno. Recuerdo con nitidez la sensación que me asaltó: estar percibiendo a otros bebés cerca, fuera, y sentir que estaban confusos, como yo. Pensar que yo me daba cuenta de que todos éramos seres conscientes, pero que las personas en el exterior que no eran bebés parecían ignorarlo, sentir impotencia. También recuerdo saber que, fuera, a algunos bebés se los llevaban lejos de sus madres. Cuando hice aquella regresión mediante la hipnosis, aún no sabía que mi madre había trabajado en obstetricia durante mi embarazo (o no recordaba saberlo).

¿Es un recuerdo o una fantasía? Me he hecho esta pregunta infinidad de veces y, hasta el día de hoy, realmente no tengo una respuesta. Igual mi preciosa imaginación se lo ha inventado todo o tal vez todos guardemos una memoria corporal de lo que nos aconteció en el útero que quizá sea posible rescatar con técnicas como la hipnosis. El tema de los falsos recuerdos que se pueden inducir con cierta facilidad me da mucho que pensar.[1] Tal vez todo esto solo sea un bonito material de ficción que deba aprovechar para alguna novela al estilo de *Cáscara*

1. Muschalla, B. y F. Schönborn, «Induction of False Beliefs and False Memories in Laboratory Studies- A Systematic Review», *Clinical Psychology & Psychotherapy*, 28(5), 2021, pp. 1194-1209.

de nuez, el magistral libro de Ian McEwan protagonizado por un bebé dentro del útero.

Mucho antes de interesarme por la posibilidad de indagar en mis propias memorias uterinas, me ocupé de investigar las de otros bebés. Cuando uno de mis hijos, con apenas dos años, me habló espontáneamente antes de dormir de «cuando estaba llorando en tu tripa porque quería salir y no podía» y siguió con un relato que encajaba perfectamente con cómo aconteció su nacimiento por cesárea urgente, consulté con un grupo de madres si era posible que los niños pequeños recordaran detalles de su nacimiento. Las respuestas aumentaron mi perplejidad: muchas compartieron anécdotas y relatos de sus propios hijos menores de tres o cuatro años contando historias de sus nacimientos que incluían detalles muy vívidos que nadie les había contado. Tirando de ese hilo, llegué al trabajo de David Chamberlain, psicólogo perinatal al que pude conocer personalmente en Barcelona pocos meses después, allá por 2003.

Chamberlain se había especializado en utilizar la hipnosis para atender a pacientes adultos que acudían a su consulta con cuadros de ansiedad y depresión. Constató que muchísimos de ellos, en las sesiones, hablaban espontáneamente de sensaciones que atribuían a estar en el útero materno o al nacimiento. Tras recoger estos testimonios de cientos de personas, se lanzó a investigarlo como mejor pudo, en algunos casos, intentando contrastar con las madres de sus pacientes la posible veracidad del relato. Chamberlain se convenció de que los recuerdos correspondían realmente a experiencias vividas tempranamente y se convirtió en un firme defensor de la presencia de esos recuerdos o memorias de la vida intrauterina y de la posibilidad de rescatarlos y sanarlos mediante diversas técnicas. Además, ese conocimiento le llevó a ser un activista incansable de los bebés, defendiendo en numerosos escritos, conferencias y libros que los bebés sienten y recuerdan ya desde el útero.

Chamberlain fue uno más de la larga tradición de profesionales y terapeutas que han indagado sobre este tema desde los tiempos de Freud, hace ya un siglo. Desde que Otto Rank, discípulo de Freud, publicara en 1923 *El trauma del nacimiento*, en el que afirmaba que se podían rescatar las memorias prenatales, y Freud lo rechazara por completo y excluyera de cualquier colaboración posterior, los pioneros de la psicología prenatal tuvieron que enfrentarse al rechazo por parte del psicoanálisis de la época. Psicoanalistas y terapeutas como Sándor Ferenczi, Nandor Fodor o Francis Mott teorizaron sobre la huella que dejaba la vida uterina en el desarrollo posterior, el posible anhelo de regresar al útero o de qué manera afectaban al bebé en el útero las vivencias maternas. Más tarde, en los años sesenta y setenta, llegaron los experimentos con sustancias alucinógenas, como el LSD o la respiración holotrópica, en un intento de rescatar mediante la inducción de estados alterados de conciencia esas memorias prenatales o del nacimiento. Terapeutas como Grof, Janov, Lake y Orr avanzaron en esa dirección con las llamadas «terapias primales» y los «renacimientos», dirigidos a tratar o aliviar en pacientes adultos traumas provenientes de la vida uterina o del nacimiento.

Todas estas teorías y terapias comparten varios principios. El convencimiento de que lo que el bebé experimenta en el útero o al nacer deja una huella emocional y psíquica duradera, que, de alguna manera, muestra un patrón o condiciona un guion que se repite o reactiva a lo largo de la vida. La premisa de que dicho recuerdo se puede rescatar en los adultos (o incluso en menores) a través de algunas técnicas concretas. Y la convicción de que explorar, sentir, verbalizar, nombrar o representar las memorias puede sanar o, al menos, aliviar esos traumas primales.[2]

El sociólogo estadounidense Lloyd de Mause llevó estas especulaciones al ámbito de la historia colectiva,

2. Fernández Lorenzo, P. e I. Olza, *op. cit.*

desarrollando la disciplina de «psicohistoria» para explicar su teoría sobre los «orígenes fetales de la historia». Según de Mause, es preciso hacer una lectura de fenómenos como la guerra o el maltrato infantil en términos de reactivación de un trauma fetal colectivo que debe repetirse infinidad de veces hasta que se pueda sanar también colectivamente, como si todo fuera un juego metafórico en el que revivir el supuesto drama fetal.

El pedagogo francés Arno Stern, tras décadas de trabajo facilitando espacios de dibujo para niños y niñas, observó cómo, en condiciones de expresión libre no condicionada por los adultos, los críos plasman al pintar un patrón de figuras y formas que se repite de manera universal. Stern sostiene que ese patrón surge espontáneamente del interior de cada ser humano y lo denomina «Formulación». En su opinión, tiene que ver con la expresión de una Memoria Orgánica proveniente de las vivencias uterinas: «La Formulación refleja la evolución del organismo: el feto está absolutamente concentrado en su formación y desarrollo… Su origen está en la Memoria Orgánica, es decir, en el archivo de registros que han ido acompañando la formación del organismo en su desarrollo programado».[3]

3. Stern, A., *Feliz como un niño que pinta*, Barcelona, Trampa Ediciones, 2019.

En los años setenta y ochenta, también desde Francia, los obstetras Frederick Leboyer y Michel Odent abanderaron la defensa del cuidado al bebé en el nacimiento desde la premisa de que es un ser consciente que recuerda y al que le afecta enormemente el tipo de cuidado que recibe antes, durante y después del nacimiento. A partir de entonces, junto con el movimiento global por la humanización de la atención al parto y el nacimiento, fueron teniendo lugar actividades y propuestas para prevenir esos traumas potenciando que madres y padres entiendan que el bebé ya es consciente en el útero y establezcan la comunicación con él lo antes posible. Así se desarrollaron, por ejemplo, la haptonomía o el canto carnático.

David Chamberlain, fallecido en 2014, y el psiquiatra perinatal canadiense Thomas Verny son los más conocidos divulgadores y defensores de la idea de las memorias prenatales conscientes. Lo mismo que el obstetra japonés Akira Ikegawa, quien lleva más de veinte años investigando esas memorias prenatales que parten de relatos que hacen los niños y las niñas. Como Chamberlain y otros de sus predecesores, Ikegawa explora también las memorias previas a la concepción, que, según él, o bien son recuerdos de vidas anteriores o del tiempo en el que las almas no estaban encarnadas.

Qué huella nos deja lo que vivimos en el útero es una pregunta que puede responderse empíricamente aludiendo a dos aspectos o planos: el impacto «más físico» del ambiente uterino en el desarrollo y la salud y, en el plano más psíquico, y casi me atrevo a decir espiritual, la cuestión de las presuntas memorias prenatales y la conciencia fetal.

En cuanto a la primera cuestión, el modo en que condiciona nuestra salud el ambiente uterino, existe muchísima evidencia y la respuesta es clara: impacta mucho. Los primeros trabajos se centraron en confirmar el efecto que la exposición a tóxicos durante la gestación podía tener en el bebé en desarrollo. La respuesta era obvia en casos como la radiactividad, fármacos como la talidomida (supuso todo un drama que se administrara para tratar las náuseas durante el embarazo cuando luego se comprobó que fue la causa de que miles de bebés nacieran prácticamente sin extremidades), la contaminación, el alcohol o las drogas.

En los años ochenta, una serie de estudios plantearon la llamada «hipótesis de Barker», según la cual, el ambiente uterino, y sobre todo la alimentación que llevara la madre, podría ser la condición determinante para el desarrollo de algunas enfermedades en la vida adulta como la ateroesclerosis, la hipertensión arterial, la diabetes mellitus tipo 2 y los accidentes cerebrovasculares. Al confirmarse científicamente, se la llamó DOHaD (del inglés *Developmental Origins of Health and Disease* u origen de la salud y la enfermedad en el desarrollo). Quedó demostrado que el origen de algunas enfermedades metabólicas, como la diabetes y la obesidad, ciertos tipos de cáncer y algunos trastornos en la salud reproductiva, en la salud mental y en el neurodesarrollo puede «programarse» durante las primeras etapas del desarrollo fetal y manifestarse en etapas tardías, al interactuar con el estilo de vida y otros factores de riesgo adquiridos. Un ejemplo simple para entenderlo: si el cuerpo de la madre «programa» al bebé para vivir en un entorno sin mucho alimento y luego resulta que no es tal, se facilita que, al crecer, tenga problemas de obesidad y cardiovasculares porque su metabolismo está programado para vivir con escasez de alimento, pero no con abundancia.

Aunque inicialmente se puso el foco en temas como la alimentación (o la falta de ella) y las enfermedades metabólicas, luego se indagó en las consecuencias del estrés y la ansiedad maternas. Desde la antigüedad, se intuía que el estado emocional de la madre embarazada podía afectar al bebé en el útero y se alentaba a las madres a cuidar al máximo la alimentación y evitar los disgustos en la gestación. El propio Leonardo da Vinci, el primero en dibujar al bebé en detalle anatómico dentro del útero, escribió en sus apuntes: «La misma alma gobierna los dos cuerpos, las cosas deseadas por la madre a menudo quedan grabadas en el niño que la madre lleva en su seno en el momento del deseo...». La mayoría de las embarazadas intuyen que su estado anímico influye en su bebé y, cuando están muy estresadas o disgustadas, temen que esto le afecte.

La intuición es correcta. El ALSPAC (*Avon Longitudinal Study of Parents and Children*) ha sido el estudio de seguimiento más relevante y potente por su magnitud en este aspecto. Se planteó como un ambicioso y estrecho seguimiento de todas las mujeres embarazadas del condado británico de Avon entre 1991 y 1992, con más de catorce mil participantes. Tras el nacimiento, siguieron estudiándolas a ellas y a sus bebés, recabando todo tipo de datos durante décadas: desde muestras genéticas hasta todo tipo de test y analíticas.[4] Luego, la muestra se fue ampliando, incluyendo a los abuelos y los hermanos, y continúa hasta hoy, en que ya están analizando a los nietos de aquellas gestantes de 1991. Es el estudio de cohorte más amplio del mundo y el que ha obtenido hallazgos

4. <https://www.bristol.ac.uk/alspac/>.

importantísimos sobre las consecuencias del estrés materno durante la gestación, y con los datos recogidos en él se han publicado más de mil estudios. Se observó que el efecto de la ansiedad materna es variable en distintos momentos del embarazo, lo que sugiere que, probablemente, haya diversos mecanismos patogenéticos en distintos momentos del embarazo. El efecto también es desigual en niños y niñas, lo que apunta a un dimorfismo sexual. En el estudio de Avon, la ansiedad prenatal predecía de manera muy significativa anomalías en tres áreas: hiperactividad, problemas emocionales y trastornos de conducta, y se incrementaba hasta en un 60 por ciento el riesgo de problemas severos dependiendo de la dosis. Asimismo, se ha observado que algunos de estos factores favorecidos por la ansiedad en el embarazo persisten hasta la edad adulta.[5]

Conforme se fueron conociendo más datos sobre las secuelas del estrés en la gestación, se puso de moda el estudio de las embarazadas en todo tipo de catástrofes. Cuando en 1995 una enorme tormenta de hielo dejó la ciudad de Quebec durante seis días sin electricidad, la profesora Suzanne King enseguida pensó que sería inte-

5. MacKinnon, N.; M. Kingsbury; L. Mahedy; J. Evans e I. Colman, «The Association Between Prenatal Stress and Externalizing Symptoms in Childhood: Evidence From the Avon Longitudinal Study of Parents and Children», *Biological Psychiatry*, 83(2), 2018, pp. 100-108.

resante hacer un seguimiento de las mujeres embarazadas para ver si ese estrés enorme y agudo afectaba al desarrollo posterior de los bebés. Lo llamó «Proyecto Ice Storm» (tormenta de hielo) y ya ha publicado numerosos estudios cuyos resultados demuestran que el estrés afecta a la metilación del ADN fetal y puede favorecer distintos tipos de psicopatología, incluyendo el autismo.[6] Luego, también se estudió a las mujeres que estaban embarazadas el 11 de septiembre de 2001 en Nueva York y en otras situaciones trágicas.

En resumen, hay una gran cantidad de estudios que muestran que los posibles efectos del estrés materno en el embarazo abarcan desde un mayor riesgo de tener un aborto espontáneo, alteraciones congénitas, parto prematuro y bajo peso, hasta todo tipo de alteraciones de conducta y problemas emocionales y psiquiátricos en los descendientes. El mecanismo, aunque es bastante más complejo, acostumbra a resumirse diciendo que el cortisol materno atraviesa la placenta y afecta al desarrollo del cerebro fetal, así como a la expresión de ciertos genes. Este mecanismo se ha propuesto dentro de la llamada «teoría de la programación fetal», que también explica la DOHaD.

6. Walder, D. J.; D. P. Laplante; A. Sousa-Pires; F. Veru; A. Brunet y S. King, «Prenatal Maternal Stress Predicts Autism Traits in 6½ Year-Old Children: Project Ice Storm», *Psychiatry Research*, 219(2), 2014, pp. 353-360.

«Todo lo que la madre piensa y siente se transmite a su hijo no nacido a través de neurohormonas, exactamente igual que el alcohol y la nicotina», resume Thomas Verny. La magnitud del efecto a largo plazo de la ansiedad materna es sustancial. Y se suele recordar desde distintos ámbitos para insistir en la necesidad de desarrollar programas de intervención destinados a prevenir y disminuir el estrés y la ansiedad de las madres embarazadas, así como a la detección y el tratamiento precoces de dichos cuadros.

La otra aplicación clínica de esta teoría de la programación fetal tiene que ver con la manera de cuidar a los recién nacidos prematuros. Si existe un periodo crítico en el que se «programa» la adaptación futura del bebé y sabemos que este se sitúa en el tercer trimestre del embarazo, resulta vital acondicionar el cuidado de los prematuros de manera que sean atendidos con el mínimo estrés posible. En este sentido, los estudios realizados con el llamado «método madre canguro» son reveladores: los prematuros separados de sus madres presentan niveles de glucocorticoides en sangre hasta diez veces mayores que si permanecen piel con piel junto a sus madres. Ahora que ya se conocen los efectos altamente neurotóxicos para el bebé de las hormonas del estrés en el tercer trimestre del embarazo, es urgente remodelar los servicios de neonatología para que, en todos ellos, se apliquen los cuidados madre canguro, tal y como recomienda la Organización Mundial de la Salud. Incluso si el bebé nace con apenas 26 semanas y su salud es inestable, se le puede (de hecho, se le debe) colocar piel con piel sobre la madre u otro familiar de forma inmediata y procurar que permanezca allí la mayor parte del tiempo.[7] Eso facilita la supervivencia y minimiza las secuelas.

¡Cuánta culpa generan todos estos hallazgos! ¿Cómo transmitírselos a las embarazadas, estando ya muchas de ellas bastante estresadas incluso desde antes de la gestación? Me parece que la respuesta a esta cuestión es, sobre todo, política, laboral y social, en el sentido de que no puede recaer individualmente en cada mujer la responsabilidad de tener que estar relajada. Toda la sociedad en su conjunto debería facilitar que los embarazos pudieran transitarse con gozo y relajo, ofreciendo todo tipo de apoyos económicos, laborales y sociales a cualquier gestante, más aún a las que se encuentran en una situación de mayor vulnerabilidad. Se debe empezar preguntando a cada futura madre: «¿qué necesitas?», para luego ir

7. Arya, S.; H. Naburi; K. Kawaza; S. Newton; C. H. Anyabolu; N. Bergman; S. P. N. Rao; P. Mittal; E. Assen- ga; L. Gadama; R. Larsen-Reindorf; O. Kuti; A. Linnér; S. Yoshida; N. Chopra; M. Ngarina; A. T. Msusa; A. Boakye-Yiadom; B. P. Kuti y A. Massawe, «Immediate "Kangaroo Mother Care" and Survival of Infants with Low Birth Weight», *The New England Journal of Medicine*, 384(21), 2021, pp. 2028-2038.

articulando respuestas y soluciones de manera comunitaria. Y lo más difícil: ser creativos y originales en las respuestas, atrevernos a soñar una sociedad que cuide y sostenga de verdad a las embarazadas para recibir de la mejor manera a esa nueva vida que va a llegar. ¿La ventaja? Que la propia creatividad del embarazo, probablemente, pueda ayudarnos a buscar soluciones.

Pero, antes de concluir, volvamos a la cuestión original en el plano psíquico o de conciencia. ¿Qué huella y recuerdo nos deja lo que vivimos en el embarazo? ¿Nos queda alguna memoria de todo ello, sea bueno o malo? Clásicamente, la capacidad de percibir y recordar, la conciencia, se ha relacionado con el desarrollo cerebral del bebé en el útero. Es lo que se llama un modelo de conciencia «neurocéntrico», que no contempla que se pueda ser consciente hasta completar el desarrollo de algunas áreas cerebrales. Se refleja en citas como esta: «Desde el punto de vista neuroanatómico, el bebé no puede ser consciente antes de la semana 24 del embarazo porque no se han desarrollado las conexiones tálamo-corticales».[8] Hay diferentes versiones y lo llamativo es que, a lo largo de los años,

8. Falsaperla, R.; A. D. Collotta; M. Spatuzza; M. Familiari; G. Vitaliti y M. Ruggieri, «Evidences of Emerging Pain Consciousness During Prenatal Development: A Narrative Review», *Neurological Sciences: Official Journal of the Italian Neurological Society and of the Italian Society of Clinical Neurophysiology*, 43(6), 2022, pp. 3523-3532.

ha descendido la edad a la que se considera que pueden ser conscientes los bebés *in utero*.

Hugo Lagercrantz, experto en la materia, dice que no es posible la conciencia ni la memoria prenatal.[9] Según este pediatra sueco, el bebé en el útero puede ser consciente del cuerpo, por ejemplo, al percibir el dolor. Reacciona al tacto, al olor y al sonido y muestra expresiones faciales que responden a estímulos. Sin embargo, afirma, estas reacciones son algo así como un reflejo: «Probablemente, estén preprogramadas y tengan un origen subcortical no consciente». Además, en el vientre, el bebé está casi continuamente dormido e inconsciente en parte debido a la sedación endógena. Según Lagercrantz, el nacimiento supone un despertar en buena parte debido a la liberación masiva de catecolaminas que se produce al atravesar el canal del parto. El recién nacido puede estar despierto, exhibir conciencia sensorial y memorizar representaciones mentales.

Esto de pensar que las expresiones y las actividades que se observan en los bebés en el útero mediante ecografías son actos reflejos o no son conscientes está quedando obsoleto y, a buen seguro, en el futuro se estudiará como un síntoma de la negación que colectivamente se ha hecho

9. Lagercrantz, H., Changeux, J.P., Basic consciousness of the newborn. *Seminar in Perinatology*, 34(3), 2010, pp. 201-206.

durante décadas del sentir de los bebés. Ya hay estudios que demuestran, por ejemplo, que los bebés en las últimas semanas de gestación pueden aprender. Esta capacidad se considera un signo de procesamiento consciente y hace que los autores se planteen que la conciencia, probablemente, no comienza con el nacimiento. La base estructural del cerebro para esta capacidad ya está disponible con el establecimiento de conexiones tálamo-corticales alrededor de la semana 25 de gestación, aunque el estudio más reciente indica que se desarrolla gradualmente durante el último trimestre.[10]

La ecografía 4D ha revelado la existencia de una amplia gama de expresiones faciales similares a las expresiones emocionales de los adultos, que incluyen muecas, sonrisas, llanto, etc., en el segundo y tercer trimestre del embarazo. «Somos capaces de percibir al feto como el paciente que puede desarrollar comunicación u otros trastornos psiquiátricos que, con suerte, podremos reconocer prenatalmente», afirman[11] en un trabajo dedicado a la psiquiatría fetal.

La crítica a ese modelo médico de la conciencia hu-

10. Moser, J.; F. Schleger; M. Weiss; K. Sippel; L. Semeia y H. Preissl, «Magnetoencephalographic Signatures of Conscious Processing Before Birth», *Developmental Cognitive Neuroscience*, 49, 2021.
11. Kurjak, A.; M. Stanojević; A. Salihagić-Kadić; L. Spalldi Barišić y M. Jakovljević, «Is Four-Dimensional (4D) Ultrasound Entering a New Field of Fetal Psychiatry?», *Psychiatria Danubina*, 31(2), 2019, pp. 133-140.

mana desde el ámbito de la llamada «psicología prenatal» es que se basa en una visión de la conciencia que califican de «neurocéntrica». Ya lo criticó Chamberlain de la siguiente manera:

El paradigma de la materia cerebral no explica la comunicación precoz, la inteligencia, la memoria y el aprendizaje temprano en la gestación. Mirando el espectro completo de evidencia experimental, clínica y de autoinforme disponible ahora, argumentaría que existe una psique (es decir, mente, yo y alma) a lo largo de la gestación, independiente del desarrollo del cerebro. Esta psique está incorporando experiencias continuamente a través de la memoria y el aprendizaje, un hecho que sugiere que estas son facultades conjuntas de conocimiento que parecen ser innatas más que evolutivas... Quizá la mayor desventaja de los profesionales fue la idea de que los cerebros eran la medida completa de la mente, el yo y la psique. La neuroanatomía no era compatible con una «psique» en la vida prenatal o perinatal.

Tal vez se esté más cerca de poder integrar ambas perspectivas sobre la conciencia humana desde la concepción con la aportación de disciplinas como la física cuántica. Un artículo firmado por Dirk Meijer, de la

Universidad Groningen, publicado en 2017 en la revista *Neuroquantology*, sugiere que la conciencia reside en un campo que rodea el cerebro, que «está en otra dimensión» y que, por lo que han observado, se parece bastante a los agujeros negros del espacio exterior.[12] Según Meijer, la mente es como un campo que existe alrededor del cerebro; recoge información del exterior y la comunica o refleja en el cerebro en un proceso extremadamente rápido a través de lo que llaman «enredo cuántico». Este campo puede recopilar para nosotros información de cosas tan desconocidas para nuestras conciencias como el campo magnético de la Tierra, la energía oscura y otras fuentes aún más incomprensibles. Luego, este campo gravitacional transmite esa información de las ondas al tejido cerebral. Es decir, el cerebro y sus neuronas serían, según sus propias palabras, «el instrumental en el procesamiento de la información consciente y subconsciente de alta velocidad». Para que nos lo podamos imaginar mínimamente, lo comparan con «un campo estructurado holográfico», un «espacio de trabajo mental receptivo», un «dominio metacognitivo» y el «espacio de memoria global del in-

12. Meijer, D. K. F. y H. J. H. Geesink, «Consciousness in the Universe is Scale Invariant and Implies an Event Horizon of the Human Brain», *Neuroquantology*, 15(3), 2017, pp. 41-79.

dividuo». Meijer añade: «El espacio de trabajo mental propuesto se considera no material, depende directamente de la fisiología del cerebro, pero no se puede reducir a ella, el cerebro debe ser como un espejo de una supercomputadora —¿el alma?— que opera de forma virtual en la red». Sostiene que la conciencia debe tener forma de dónut (toroidal, la llaman), como si fuera un flujo de información de horizontal y vertical, pero también ondular. Son patrones de flujos y ondas que parecen tener formas muy similares siempre: hablemos del universo, de los agujeros negros, de las galaxias, de los ciclones, del campo electromagnético del cuerpo humano o de las fascinantes formas geométricas de plantas como el brócoli romanesco. Según los autores, en realidad, estas formas que se repiten son el reflejo de una conciencia básica universal que se reproduce a todos los niveles como forma elemental y que, en ese lugar oscuro y extraño, puede que sea donde resida la conciencia.

Lo fascinante es que estas descripciones preliminares de la conciencia humana a la luz de la física cuántica suenan muy similares a las que intuitivamente hacen los terapeutas prenatales, como la oncóloga reconvertida en terapeuta Claude Imbert cuando afirma: «Estoy convencida de que existe una memoria preverbal embrionaria y fetal inicial, que contiene el todo, como si fuera un holograma, y que puede generar consecuencias neuróticas o psicosomáticas posteriores a través de sus anclajes».[13]

El desarrollo en esta línea empieza a ser sumamente fascinante. Por un lado, comienza a hablarse de que el universo entero tal vez sea un ser vivo similar a un cerebro.[14] Por otro lado, desde la investigación sobre las experiencias cercanas a la muerte, también se empieza a aceptar la posibilidad de que la muerte «no exista», tal como afirma el cardiólogo holandés Pim Van Lommel, quien realizó un estudio pionero sobre las experiencias cercanas a la muerte tras un paro cardiaco.[15] Hoy en día defiende que la muerte es solo un cambio de estado de una conciencia que ya estaba allí también desde antes de la concepción.

Lo interesante es que ahora, por fin, se están investigando las experiencias cercanas al nacimiento. Uno de los estudios más recientes parte de las experiencias con médiums de diferentes lugares y culturas intentando comunicarse con el bebé en el útero, mejor dicho, «con una

13. Imbert, C., *El futuro se decide antes de nacer: La terapia de la vida intrauterina*, Bilbao, Desclée De Brouwer, 2009.
14. Vazza, F. y A. Feletti, «The Quantitative Comparison Between the Neuronal Network and the Cosmic Web», Frontiers in Physics, 8, 2020.
15. Van Lommel, P.; R. Van Wees; V. Meyers e I. Elfferich, «Near-Death Experience in Survivors of Cardiac Arrest: A Prospective Study in the Netherlands», *The Lancet (British Edition)*, 358(9298), 2001, p. 2039.

hipotética conciencia prenatal».[16] Aunque los resultados haya que cogerlos con pinzas dada la imposibilidad de demostrar dichas percepciones tan subjetivas, es una buena idea que se empiece a investigar de forma empírica esa comunicación que, sin necesidad de demostración alguna, ya practican la mayoría de las mujeres durante el embarazo cada vez que se dirigen mental o verbalmente a su bebé. Técnicas como la haptonomía, precisamente, se han basado en ofrecer a madres y padres la oportunidad de avanzar en esa comunicación casi como si de un juego se tratara, con resultados excelentes. Seguramente sea esa una herramienta clave para mitigar los efectos del estrés: si la madre y el padre pueden hablar con el bebé en el útero, acariciarle y explicarle lo que están viviendo e incluso consolarle, parece lógico pensar que así se potencie la resiliencia desde el inicio de la vida.

En realidad, la gran pregunta que rodea el tema de las memorias prenatales no tiene que ver con la conciencia prenatal, sino con la conciencia humana. Y es que revisar la concepción, la gestación o el nacimiento necesariamente nos lleva a preguntarnos si hay vida consciente antes de esta vida o, al menos, indagar en cómo es

16. Guittier, M.; H. Wahbeh; M. Eykerman y R. Evrard, «Near Birth Experience: An Exploratory Study on the Communication Experiences with a Hypothetical Prenatal Consciousness», *Explore (New York, N.Y.)*, 19(4), 2023, pp. 544-552.

nuestra vida antes del nacimiento, si somos o no conscientes desde el útero, desde la concepción o desde quién sabe cuándo; grandes, hermosas y profundas preguntas sobre las que, poco a poco, iremos ganando alguna claridad.

¿Qué hacemos con todo este conocimiento? Quiero pensar que entender la gestación nos ayudará a valorarla y honrarla más. Por lo menos, ayuda a comprender mejor a todas las mujeres que están gestando hoy en día en situaciones terribles, a poner el foco ahí como urgencia pacifista y ecológica.

Gestar, probablemente, sea la tarea más potente que realizan nuestros cuerpos humanos, tan potente que quizá despierte más miedos y envidias que ningún otro proceso. La concepción y la gestación también son la analogía y la metáfora por excelencia de todos los procesos creativos. Virginia Held, filósofa experta en ética de los cuidados y nonagenaria, explica: «Hoy las mujeres necesitan reconocer como propio el extraordinario poder humano para transformar el simple material genético en nuevos individuos humanos. El poder de crear y transformar. El acto de dar a luz se puede asociar a un conocimiento consciente tan pleno como el de la contemplación de la muerte. Y, en términos de superar las limitaciones y la muerte, pueden exceder en gran medida todo lo que el hombre pueda tener a su alcance». Held critica que la cultura proyecte el embarazo y el parto como procesos que llevan a las mujeres a convertirse en recipientes pasivos del asesoramiento y tratamiento de una profesión médica dominada por los hombres, lo que resta a las mujeres el poder de ese aspecto de sus vidas. No solo la cultura dominante ha denigrado el parto, dice la filósofa, sino que ha venerado la creación artística e intelectual como una forma de parto cuyo aspecto creativo ha sido asociado al hombre. Sostiene Held:

> La capacidad de «dar a luz a» la sabiduría, el conocimiento y el arte ha sido colocada junto a la simple capacidad corporal de dar a luz a hijos. No solo estas metáforas de creatividad han insinuado que los hombres también puedan dar a luz, sino que han fijado la asociación del «varón» con la anterior y «más alta» forma de creatividad, y a la «hembra» con la simple propagación de las especies. La actividad real de la reproducción ha sido sustituida por la actividad mental de alcanzar la sabiduría y la inmortalidad.

Procrear: crear y transformar. El embarazo viene a ser el tiempo propicio por excelencia para la creación artística. Para fantasear, para soñar, para vagar e imaginar... Para la escritura, el canto, la artesanía, la cerámica, la pintura, las artes plásticas o la fotografía... Pero también para la meditación, la reflexión, la espiritualidad y la propuesta política desde la lucidez que da gestar. Solo es necesario facilitarlo y esa responsabilidad nos atañe a todos.

Procrear: entender el embarazo como una gran lección para el resto de creaciones humanas. El deseo inicial, seguido de la concepción, la ambivalencia, el tiempo lento de crear lleno de dudas y fantasías, la sensación de opresión cerca del término, el miedo a que no acabe bien y, por último, el parto como viaje final; el sentir que no se puede más y el nacimiento de cada obra, con el alivio y gozo que la acompañan... Esas sensaciones de logro y gratitud al terminar una creación son similares a las que una madre siente cuando contempla al recién nacido tras su gestación.

Permitir el gozo. Reducir el miedo. Reverenciar. Posibilitar a quien lo quiera transitar que lo pueda vivir con calma, que podamos gestar tranquilas sin tener que trabajar. ¿Qué nos perdemos si no se nos permite parar? Pues ese trabajo lento, invisible e importantísimo que es gestar un vínculo con el bebé que viene, con toda su creatividad inherente, y explorar esa experiencia tan rica del cuerpo que contiene a otro cuerpo.

Pocos días después de nacer, se desprende el cordón

umbilical. Nos queda para siempre esa primera cicatriz que todos tenemos: el ombligo. El recuerdo de nuestra vida uterina que portamos hasta el final es un recuerdo cual tatuaje de ese tiempo en el que respirábamos el oxígeno que aspiraba nuestra madre y flotábamos en un cálido líquido.

Siempre que lo necesites, mírate el ombligo. Acarícialo. Vuelve, si quieres, al inicio de este libro. Imagina tu vida si hubieras sido gestado con una madre plenamente feliz, amparada por un entorno nutritivo y sin violencia. Imagina quién serías ahora si hubieras podido vivir ese primer amor con absoluta plenitud desde la concepción, durante el embarazo, si hubieras llegado al mundo tras un parto gozoso para encontrarte, nada más nacer, con ella. Juega también a imaginarte a tu madre, a tu padre o a otros seres siendo gestados por sus madres.

Escucha a tu «yo bebé», al bebé que tú originalmente fuiste. ¿Tiene algo que decirte? ¿Se alegra de que hayas llegado hasta aquí? Escúchale. Y dale muchos recuerdos de la bebé que yo fui.

AGRADECIMIENTOS

La gestación de cualquier creación, ya sea un libro, un proyecto o una obra de arte refleja características propias del embarazo. No sé precisar cuándo surgió el deseo de escribir *Gestar*, tal vez ya estaba ahí cuando publiqué *Parir*. Seguramente, este ensayo se concibió durante los cuatro años que dediqué a escribir el tratado de *Psicología del Embarazo* junto a la psicóloga Patricia Fernández Lorenzo y la neurocientífica Susanna Carmona. Gracias a las dos por las conversaciones y reflexiones constantes sobre la gestación desde todos los puntos de vista imaginables y también algunos inimaginables, y por vuestra lectura atenta de este libro.

Las lectoras de mis anteriores libros *Parir y Palabra de madre*, así como todos sus mensajes y cartas, fueron clave para que la gestación de este libro siguiera su curso y no terminara en aborto. Gracias a todas vosotras: algunos de esos mensajes han sido fundamentales para apuntalar mi vocación de escritora.

La entusiasta acogida y la insistencia de Yolanda Cespedosa, mi querida editora en Penguin, contribuyeron a disipar mi ambivalencia sobre esta obra. Además, Yolanda ha sido la matrona que ha atendido el tramo final y parto de este libro, cuando, con la presión, una tiende a olvidarse de por qué escribe, todo parece oscuro y llega la sensación inevitable de atasco que luego da paso a un alivio enorme una vez sale la obra fuera de una.

Este libro también se ha nutrido de todas las alumnas que han pasado por el Instituto Europeo de Salud Mental Perinatal y de sus docentes y colaboradoras. La preciosa Escuela Perinatal, donde llevamos años dando vueltas a la cuestión, reflexionando y pensando día a día sobre los cuidados en el inicio de la vida, ha constituido el mejor alimento durante la gestación de *Gestar*. Cada uno de los seminarios de este tiempo ha supuesto un verdadero disfrute y un continuo aprendizaje sobre la perinatalidad.

Muy especialmente necesito agradecer a las amigas que han leído capítulos en construcción. Las devoluciones y sugerencias de la médica Carmela Baeza, con su impresionante conocimiento sobre la fertilidad, de la sabia matrona Blanca Herrera y de mis queridas colegas psiquiatras «lácteas», Ana González Uriarte y Marta

Sánchez Mena, han sido muy importantes, así como las de mi médica Carmen Montejo. Gracias especiales a Javier Bollaín por escuchar y leer este libro mientras, en paralelo, concebía su proyecto; ha sido bonito apoyarnos mientras gestábamos creaciones. Diana Oliver me regaló algunas referencias y un feedback que logró callar a la impostora que, en ocasiones, aún pervive en mí, y Silvia Nanclares, con su generosidad habitual, me ofreció comentarios muy nutritivos.

Hay entornos que me cuidan y nutren mi escritura y mi alegría. Gracias siempre a la red CAPS, a las compañeras escritoras de Maternituras, al foro de maternidad Vía Láctea y a mi precioso círculo de mujeres de la sierra. A las activistas de El Parto es Nuestro que, día a día, siguen regalando su tiempo y energía para que las mujeres puedan vivir embarazos y partos libres de violencia.

Las encinas, los enebros, los corzos, las aves y las nubes, así como muchos otros seres vivos; los numerosos amaneceres y algunos atardeceres; los ríos y, en general, todo el tiempo pasado a la intemperie han facilitado que este libro llegue a tus manos. Gracias a todas las personas que cuidan la vida en la tierra.

BIBLIOGRAFÍA

1. Embarazo

Greely, H. T., *The End of Sex and the Future of Human Reproduction*, Harvard, University Press, 2016.

Hanevik, H. I. y D. O. Hessen, «IVF and Human Evolution», *Human Reproduction Update*, 28(4), 2022, pp. 457-479.

Herbenick, D.; M. Rosenberg; L. Golzarri-Arroyo; J. D. Fortenberry y T. Fu, «Changes in Penile-Vaginal Intercourse Frequency and Sexual Repertoire from 2009 to 2018: Findings from the National Survey of Sexual Health and Behavior», *Archives of Sexual Behavior*, 51(3), 2022, pp. 1419-1433.

López Trujillo, N., *El vientre vacío*, Madrid, Capitán Swing Libros, 2019.

Rich, A., *Nacemos de mujer*, Madrid, Traficantes de sueños, 2019.

2. Concebir

Bacardit, J., *El precio de ser madre*, Barcelona, Apostroph, 2020.

Benedek, T. y B. B. Rubenstein, «The Correlations Between Ovarian Activity and Psychodynamic Processes: I. The Ovulative Phase». *Psychosomatic Medicine*, 1(2), 1939, p. 245.

Both, S.; M. Lew-Starowicz; M. Luria; G. Sartorius; E. Maseroli; F. Tripodi; L. Lowenstein; R. E. Nappi; G. Corona; Y. Reisman y L. Vignozzi, «Hormonal Contraception and Female Sexuality: Position Statements from the European Society of Sexual Medicine (ESSM)», *The Journal of Sexual Medicine*, 16(11), 2019, pp. 1681-1695.

Bull, J. R.; S. P. Rowland; E. B. Scherwitzl; R. Scherwitzl; K. G. Danielsson y J. Harper, «Real-World Menstrual Cycle Characteristics of More than 600,000 Menstrual Cycles», *NPJ Digital Medicine*, vol. 2, 2019, p. 83.

Duncan, F. E.; E. L. Que; N. Zhang; E. C. Feinberg; T. V. O'Halloran y T. K. Woodruff, «The Zinc Spark Is an Inorganic Signature of Human Egg Activation», *Scientific Reports*, 6(1), 2016, pp. 1-8.

El Tokhy, O.; J. Kopeika y T. El-Toukhy, «An Update on the Prevention of Ovarian Hyperstimulation Syndrome», *Women's Health (London, England)*, 12(5), 2016, pp. 496-503.

Ernaux, A., *La mujer helada*, Madrid, Cabaret Voltaire, 2015.

Gunnarsson Payne, J., «Grammars of Kinship», *Signs: Journal of Women in Culture and Society*, 41(3), 2016, pp. 483-506.

Katz Rothman, B., «The Legacy of Patriarchy as Context for Surrogacy: Or Why Are We Quibbling Over This?», *The American Journal of Bioethics: AJOB*, 14(5), 2014, pp. 36-37.

Kölle, S.; B. Hughes y H. Steele, «Early Embryo-Maternal Communication in the Oviduct: A review», *Molecular Reproduction and Development*, 87(6), 2020, pp. 650-662.

Lafuente-Funes, S., «La reproducción asistida en el contexto español: La ovodonación como motor de un modelo de negocio heteronormativo», *Política y Sociedad (Madrid, Spain)*, 56(3), 2019, pp. 645-667.

— *Mercados reproductivos. Crisis, deseo y desigualdad*, Pamplona, Katakrak, 2021.

Li, D.; L. Zhang y X. Wang, «The Effect of Menstrual Cycle Phases on Approach–Avoidance Behaviors in Women: Evidence from Conscious and Unconscious Processes», *Brain Sciences*, 12(10), 2022, p. 1417.

López Moratalla, N., «Communication Between Mother and Embryo or Foetus», *Cuadernos de bioética*, 20(70), 2009, pp. 303-315.

Malmborg, A.; E. Persson; J. Brynhildsen y M. Hammar, «Hormonal Contraception and Sexual Desire: A Questionnaire-Based Study of Young Swedish Women», *The European Journal of Contraception & Reproductive Health Care*, 21(2), 2016, pp. 158-167.

Oliver, D., *Maternidades precarias*, Barcelona, Arpa & Alfil Editores, 2022.

Pennings, G., «The Forgotten Group of Donor-Conceived Persons», *Human Reproduction Open*, 2022 (3), 2022.

Rivas Rivas, A. M. y R. M. Frasquet Aira, «La participación de "terceros" en la reproducción asistida: Sobrepasando los límites del parentesco», en A. Pazos, coord., *Éticas y Políticas de las Antropologías*, Resúmenes y ponencias XV Congreso Antropología ASAEE, 1, 2 y 3 de febrero de 2021, pp. 160-161.

Rizzuto, I.; R. F. Behrens, y L. A. Smith, «Risk of Ovarian Cancer in Women Treated with Ovarian Stimulating Drugs for Infertility», *The Cochrane Database of Systematic Reviews*, 6(6), 2019.

Roberts, S. C.; L. M. Gosling; V. Carter y M. Petrie, «MHC-Correlated Odour Preferences in Humans and the Use of Oral Contraceptives», *Proceedings of the Royal Society B: Biological Sciences*, 275(1652), 2008, pp. 2715-2722.

Scheib, J. E.; E. McCormick; J. Benward y A. Ruby, «Finding People Like Me: Contact Among Young Adults Who Share an Open-Identity Sperm Donor», *Human Reproduction Open*, 2020(4), 2020.

Shirazi, T. N.; J. A. Bossio; D. A. Puts y M. L. Chivers, «Menstrual Cycle Phase Predicts Women's Hormonal Responses to Sexual Stimuli», *Hormones and Behavior*, 103, 2018, pp. 45-53.

Suarez, S. S. y M. F. Wolfner, «Cilia Take the Egg on a Magic Carpet Ride», *Proceedings of the National Academy of Sciences - PNAS*, 118(27), 2021, p. 1.

Valls Llobet, C., *Mujeres invisibles para la medicina*, Barcelona, Capitán Swing, 2020.

Vivas, E., *Mamá desobediente: Una mirada feminista a la maternidad*», Barcelona, Capitán Swing, 2019.

Yehuda, R. y A. Lehrner, «Intergenerational Transmission of Trauma Effects: Putative Role of Epigenetic Mechanisms», *World Psychiatry*, 17(3), 2018, pp. 243-257.

3. Gestar

Ballif, E., «Policing the Maternal Mind: Maternal Health, Psychological Government, and Swiss Pregnancy Politics», *Social Politics*, 27(1), 2020, pp. 74-96.

Ballou, J., *The psychology of pregnancy: Reconciliation and resolution*. Lexington Books, 1978.

Barda, G.; Y. Mizrachi; I. Borokchovich; L. Yair; D. P. Kertesz y R. Dabby, «The Effect of Pregnancy on Maternal Cognition», *Scientific Reports*, 11, 2021.

Bibring, G. L. y A. P. Valenstein, «Psychological Aspects

of Pregnancy», *Clinical Obstetrics and Gynecology*, 19(2), 1976, pp. 357-371.

Brandon., A. R.; S. Pitts; W. H. Denton; C. A. Stringer y H. M. Evans, «A History of the Theory of Prenatal Attachment», *Journal of Prenatal & Perinatal Psychology & Health*, 23(4), 2009, p. 201.

Brazelton, T. B. y B. G. Cramer, *La relación más temprana*, Barcelona, Paidós, 1993.

Broestl, L.; J. B. Rubin y S. Dahiya, «Fetal Microchimerism in Human Brain Tumors», *Brain Pathology (Zurich, Suiza)*, 28(4), 2018, pp. 484-494.

Brown, E. y J. Schaffir, «"Pregnancy Brain": A Review of Cognitive Changes in Pregnancy and Postpartum», *Obstetrical & Gynecological Survey*, 74(3), 2019, pp. 178-185.

Bydlowski, M., *La deuda de vida: Itinerario psicoanalítico de la maternidad*, Barcelona, Biblioteca Nueva, 2007.

Carmona, S., *Neuromaternal*, Barcelona, Penguin Random House, 2024.

Carmona, S.; M. Martínez-García; M. Paternina-Die; E. Barba-Müller; L. M. Wierenga; Y. Alemán-Gómez; C. Pretus; L. Marcos-Vidal; L. Beumala; R. Cortizo; C. Pozzobon; M. Picado; F. Lucco; D. García-García; J. C. Soliva; A. Tobeña; J. S. Peper; E. A. Crone; A. Ballesteros y E. Hoekzema, «Pregnancy and Adolescence Entail Similar Neuroanatomical Adaptations: A Comparative Analysis of Cerebral Morphometric Changes», *Human Brain Mapping*, 40(7), 2019, pp. 2143-2152.

Chechko, N.; E. Losse y S. Nehls, «Pregnancy Denial: Toward a New Understanding of the Underlying Mechanisms», *Current Psychiatry Reports*, 25(10), 2023, pp. 493-500.

Crawley R. A., Dennison K., Carter C. *Cognition in pregnancy and the first year post-partum*. Psychology and Psychotherapy Theory Research and Practice, 76 (Pt. 1), 2003, pp. 69-84.

Dhée, A., *La mujer borrador*, Gijón, Hoja de Lata, 2020.

Fernández Lorenzo, P. e I. Olza, *Psicología del embarazo*, Madrid, Síntesis, 2020.

Freixas, L., *El silencio de las madres y otras reflexiones sobre las mujeres en la cultura*, Barcelona, UOC, 2015.

Horney, K., *Psicología Femenina*, Madrid, 1982, Alianza editorial.

Hoekzema, E.; E. Barba-Muller; C. Pozzobon; M. Picado; F. Lucco; D. Garcia-Garcia; J. C. Soliva; A. Tobena; M. Desco; E. A. Crone; A. Ballesteros; S. Carmona y O. Vilarroya, «Pregnancy Leads to Long-Lasting Changes in Human Brain Structure», *Nature Neuroscience*, 20(2), 2017, pp. 287-296.

McNish, H., *Nadie me dijo: Criar y crear*, Málaga, La Señora Dalloway, 2018.

Pearson, R. M.; S. L. Lightman y J. Evans, «Emotional Sensitivity for Motherhood: Late Pregnancy Is Associated with Enhanced Accuracy To Encode Emotional Faces», *Hormones and Behavior*, 56(5), 2009, pp. 557-563.

Peña, M., *Paternidad aquí y ahora: 9 lecciones para ser mejor padre que tu padre*, Barcelona, Arpa, 2023.

Piechowski-Jozwiak, B. y J. Bogousslavsky, «Couvade Syndrome – Custom, Behavior or Disease?», *Frontiers of Neurology and Neuroscience*, 42, 2018, pp. 51-58.

Rich, A., *Nacemos de mujer*, Madrid, Traficantes de Sueños, 2019.

Sim, L.; W. J. Chopik; B. M. Wardecker y R. S. Edelstein, «Changes in Prenatal Testosterone and Sexual Desire in Expectant Couples», *Hormones and Behavior*, 125, 2020.

Tarín, J. J.; C. Hermenegildo; M. A. García-Pérez y A. Cano, «Endocrinology and Physiology of Pseudocyesis», *Reproductive Biology and Endocrinology: RB&E*, 11, 2013, p. 39.

Wessel, J. y U. Buscher, «Denial of Pregnancy: Population Based Study», *BMJ (Clinical Research Ed.)*, 324(7335), 2002, p. 458.

Woollard, F., «Mother Knows Best: Pregnancy, Applied Ethics, and Epistemically Transformative Experiences», *Journal of Applied Philosophy*, 38(1), 2021, pp. 155-171.

4. Gestar para otros

Agnafors, M., «The Harm Argument Against Surrogacy Revisited: Two Versions Not to Forget», *Medicine,*

Health Care, and Philosophy, 17(3), 2014, pp. 357-363.

Ahmari Tehran, H.; S. Tashi; N. Mehran; N. Eskandari y T. Dadkhah Tehrani, «Emotional Experiences in Surrogate Mothers: A Qualitative Study», *Iranian Journal of Reproductive Medicine*, 12(7), 2014, pp. 471-480.

Consejo de Derechos Humanos, *Informe de la Relatora Especial sobre la venta y la explotación sexual de niños, incluidos la prostitución infantil, la utilización de niños en la pornografía y demás material que muestre abusos sexuales de niños*, 2014.

Ekis Ekman, K., *El ser y la mercancía. Prostitución, vientres de alquiler y disociación*, Barcelona, Bellaterra Edicions, 2017.

Fischbach, R. L. y J. D. Loike, «Maternal-Fetal Cell Transfer in Surrogacy: Ties That Bind», *The American Journal of Bioethics: AJOB*, 14(5), 2014, pp. 35-36.

García, B. O., *¿Gestación subrogada? Un enfoque feminista abolicionista de la explotación reproductiva*, Ciudad Real, Serendipia, 2023.

Ivry, T. y E. Teman, «Pregnant Metaphors and Surrogate Meanings: Bringing the Ethnography of Pregnancy and Surrogacy into Conversation in Israel and Beyond», *Medical Anthropology Quarterly*, 32(2), 2018, pp. 254-271.

Jadva, V.; C. Murray; E. Lycett; F. MacCallum y S. Golombok, «Surrogacy: The Experiences of Surrogate Mothers», *Human Reproduction (Oxford)*, 18(10), 2003, pp. 2196-2204.

Jadva V., Imrie S., «Children of surrogate mothers: psychological well-being, family relationships and experiences of surrogacy». *Human Reproduction*, 29(1), 2014, pp. 90-96.

Karandikar, S.; L. B. Gezinski; J. R. Carter y M. Kaloga, «Economic Necessity or Noble Cause? A Qualitative Study Exploring Motivations for Gestational Surrogacy in Gujarat, India», *Affilia*, 29(2), 2014, pp. 224-236.

La forma correcta de citarla es: Olza, I., «Los aspectos médicos de la gestación subrogada desde una perspectiva de salud mental, holística y feminista», Dilemata, 28, 29 de septiembre 2018, pp. 1-12.

— «Explotación reproductiva: la durísima experiencia de gestar para otros», *Mujeres y Salud*, 54, julio 2023, pp. 14-16.

Saravanan, S., «An Ethnomethodological Approach to Examine Exploitation in The Context of Capacity, Trust And Experience of Commercial Surrogacy in India», *Philosophy, Ethics, and Humanities in Medicine*, 8(1), 2013, p. 10.

— «Cara a cara con la muerte. Consecuencias desastrosas de la gestación subrogada en la India», en B. O. García, ed., *¿Gestación subrogada? Un enfoque feminista de la explotación reproductiva*, Ciudad Real, Serendipia, 2023, pp. 63-72.

Sau, V., *El vacío de la maternidad*, Barcelona, Icaria, 2004.

Simopoulou, M.; K. Sfakianoudis; P. Tsioulou; A. Rapani;

G. Anifandis; A. Pantou; S. Bolaris; P. Bakas; E. Deligeoroglou; K. Pantos y M. Koutsilieris, «Risks in Surrogacy Considering the Embryo: From the Preimplantation to the Gestational and Neonatal Period», *BioMed Research International*, 2018.

Smith, J. P. y R. Forrester, «Maternal Time Use and Nurturing: Analysis of the Association Between Breastfeeding Practice and Time Spent Interacting with Baby», *Breastfeeding Medicine*, 12(5), 2017, pp. 269-278.

Soderstrom-Anttila, V.; U. B. Wennerholm; A. Loft; A. Pinborg; K. Aittomaki; L. B. Romundstad y C. Bergh, «Surrogacy: Outcomes for Surrogate Mothers, Children and the Resulting Families—A Systematic Review», *Human Reproduction Update*, 22(2), 2016, pp. 260-276.

Taebi, M.; N. Alavi y S. Ahmadi, «The Experiences of Surrogate Mothers: A Qualitative Study», *Nursing and Midwifery Studies*, 9(1), 2020, pp. 51-59.

Teman, E. y Z. Berend, «Surrogate Non-Motherhood: Israeli and US Surrogates Speak About Kinship and Parenthood», *Anthropology & Medicine*, 25(3), 2018, pp. 1-15.

Trejo Pulido, A., *En el nombre del padre. Explotación reproductiva de mujeres y venta de ser humanos en el siglo XXI*, Ciudad Real, Serendipia, 2022.

Van Den Akker, O. B. A., *Surrogate Motherhood Families*, Londres, Palgrave Macmillan, 2017.

Vilella, F.; J. M. Moreno-Moya; N. Balaguer; A. Grasso; M. Herrero; S. Martínez; A. Marcilla y C. Simón, «Hsa-miR-30d, Secreted by the Human Endometrium, Is Taken Up by the Pre-implantation Embryo and Might Modify Its Transcriptome», *Development (Cambridge, England)*, 142(18), 2015, pp. 3210-3221.

Weaver, J. M.; T. J. Schofield y L. M. Papp, Breastfeeding Duration Predicts Greater Maternal Sensitivity Over the Next Decade», *Developmental Psychology*, 54(2), 2018, pp. 220-227.

Yanagihara, Y., «La historia de las "criadas escarlata" en Asia oriental. La práctica ancestral de los embarazos por contrato», en B. O. García, ed., *¿Gestación subrogada? Un enfoque feminista abolicionista de la explotación reproductiva*, Ciudad Real, Serendipia, 2023, pp. 85-101.

Yee, S.; S. Hemalal y C. L. Librach, «"Not My Child To Give Away": A Qualitative Analysis of Gestational Surrogates' Experiences», *Women and Birth: Journal of the Australian College of Midwives*, 33(3), 2020, pp. 256-265.

5. Obstare

AESAN, *Alimentación segura durante el embarazo*, 2020, <https://www.aesan.gob.es/AECOSAN/

docs/documentos/noticias/2020/embarazadas_paginas_sueltas.pdf>.

Álvarez Errecalde, A., *CARE: Cuidar importa*, 2020.

Davis-Floyd, R., «The Technocratic, Humanistic, and Holistic Paradigms of Childbirth», *International Journal of Gynaecology and Obstetrics: The Official Organ of the International Federation of Gynaecology and Obstetrics*, 75 (1), 2001, pp. 5-23.

DeLee, J., *The Principles and Practice of Obstetrics*, Filadelfia, Saunders Company, 1913.

Fernández Lorenzo, P. e I. Olza, *Psicología del embarazo*, Madrid, Síntesis, 2020.

Gómez Ulla, P. y M. Contreras García, *Duelo perinatal*, Madrid, Síntesis, 2021.

Johanson, R.; M. Newburn y A. Macfarlane, «Has the Medicalisation of Childbirth Gone Too Far?», *BMJ (Clinical Research Ed.)*, 324(7342), 2002, pp. 892-895.

Katz Rothman, B., *Spoiling the Pregnancy: Prenatal Diagnosis in the Netherlands*, Catharina Schrader Stichting, 2000.

Lawn, R. B. y K. C. Koenen, «Homicide Is a Leading Cause of Death for Pregnant Women in US», *BMJ (Clinical Research Ed.)*, 379, 2022, p. 2499.

Lennon, S. L., «Risk Perception in Pregnancy: A Concept Analysis», *Journal of Advanced Nursing*, 72(9), 2016, pp. 2016-2029.

Lerner, G., *La creación del patriarcado*, Pamplona, Katakrak, 2022.

Martínez del Val, M. P.; A. Tejerizo-García; A. Henríquez; S. P. González-Rodríguez; M. A. Ruiz; L. Hernández-Hernández; R. Alcántara; M. Belloso; J. L. Lanchares y L. Tejerizo-López, «Aproximación psicológica a la hiperémesis gravídica», *Clínica e Investigación en Ginecología y Obstetricia*, 32(4), 2005, pp. 157-171.

Montes Muñoz, M. J., «Cuerpos gestantes y orden social: Discursos y prácticas en el embarazo», *Index De Enfermería*, 17(1), 2008, pp. 25-29.

Odent, M., «Gestational Diabetes and Health Promotion», *The Lancet*, 374(9691), 2009, p. 684.

Olza, I.; K. Uvnas-Moberg; A. Ekström-Bergström; P. Leahy-Warren; S. I. Karlsdottir; M. Nieuwenhuijze; S. Villarmea; E. Hadjigeorgiou; M. Kazmierczak; A. Spyridou y S. Buckley, «Birth as a Neuro-Psycho-Social Event: An Integrative Model of Maternal Experiences and Their Relation to Neurohormonal Events During Childbirth», *Plos One*, 15(7), 2020.

Ramírez Matos, E., *Psicología del posparto*, Madrid, Síntesis, 2020.

Recio Alcaide, A.; C. Pérez López y F. Bolúmar, F., «Influence of Sociodemographic Factors in Birth seasonality in Spain», *American Journal of Human Biology: The Official Journal of the Human Biology Council*, 34(10), 2022.

Rothman, B. K., «Pregnancy, Birth and Risk: An Introduction», *Health, Risk & Society*, 16(1), 2014, pp. 1-6.

Ruiz Berdún, D., *Historia de las matronas en España*, Córdoba, Guadalmazán, 2022.

Sadler, M.; M. J. Santos; D. Ruiz-Berdún; G. L. Rojas; E. Skoko; P. Gillen y J. A. Clausen, «Moving Beyond Disrespect and Abuse: Addressing the Structural Dimensions of Obstetric Violence», *Reproductive Health Matters*, 24(47), 2016, pp. 47-55.

Sandall, J.; H. Soltani; S. Gates; A. Shennan y D. Devane, «Midwife-Led Continuity Models Versus Other Models of Care for Childbearing Women», *The Cochrane Database of Systematic Reviews*, 4, 2016.

Simonovic, D., *A Human Rights-Based Approach to Mistreatment and Violence Against Women in Reproductive Health Services with a Focus on Childbirth and Obstetric Violence*, Biblioteca Digital de Naciones Unidas, 2019.

Stahl, K. y V. Hundley, «Risk and Risk Assessment in Pregnancy—Do We Scare Because We Care?» *Midwifery*, 19(4), 2003, pp. 298-309.

Valls Llobet, C., *Mujeres invisibles para la medicina*, Barcelona, Capitán Swing, 2020.

Velasco, C.; J. D. Luna; A. Martin; A. Caño y S. Martin-de-Las-Heras, «Intimate Partner Violence Against Spanish Pregnant Women: Application of Two Screening Instruments To Assess Prevalence and Associated Factors», *Acta Obstetricia Et Gynecologica Scandinavica*, 93(10), 2014.

6. Procrear

Arya, S.; H. Naburi; K. Kawaza; S. Newton; C. H. Anyabolu; N. Bergman; S. P. N. Rao; P. Mittal; E. Assenga; L. Gadama; R. Larsen-Reindorf; O. Kuti; A. Linnér; S. Yoshida; N. Chopra; M. Ngarina; A. T. Msusa; A. Boakye-Yiadom; B. P. Kuti y A. Massawe, «Immediate "Kangaroo Mother Care" and Survival of Infants with Low Birth Weight», *The New England Journal of Medicine*, 384(21), 2021, pp. 2028-2038.

Falsaperla, R.; A. D. Collotta; M. Spatuzza; M. Familiari; G. Vitaliti y M. Ruggieri, «Evidences of Emerging Pain Consciousness During Prenatal Development: A Narrative Review», *Neurological Sciences: Official Journal of the Italian Neurological Society and of the Italian Society of Clinical Neurophysiology*, 43(6), 2022, pp. 3523-3532.

Fernández Lorenzo, P. e I. Olza, *Psicología del embarazo*, Madrid, Síntesis, 2020.

Guittier, M.; H. Wahbeh; M. Eykerman y R. Evrard, «Near Birth Experience: An Exploratory Study on the Communication Experiences with a Hypothetical Prenatal Consciousness», *Explore (New York, N.Y.)*, 19(4), 2023, pp. 544-552.

Held, Virginia, «Nacimiento y muerte». *Revista Dilemata Internacional de Éticas Aplicadas*, 31, 2020, pp. 1-25.

Imbert, C., *El futuro se decide antes de nacer: La terapia de la vida intrauterina*, Bilbao, Desclée De Brouwer, 2009.

Kurjak, A.; M. Stanojević; A. Salihagić-Kadić; L. Spalldi Barišić y M. Jakovljević, «Is Four-Dimensional (4D) Ultrasound Entering a New Field of Fetal Psychiatry?», *Psychiatria Danubina*, 31(2), 2019, pp. 133-140.

Lagercrantz, H., Changeux, J.P., Basic consciousness of the newborn. *Seminar in Perinatology*, 34(3), 2010, pp. 201-206.

MacKinnon, N.; M. Kingsbury; L. Mahedy; J. Evans e I. Colman, «The Association Between Prenatal Stress and Externalizing Symptoms in Childhood: Evidence From the Avon Longitudinal Study of Parents and Children», *Biological Psychiatry*, 83(2), 2018, pp. 100-108.

Meijer, D. K. F. y H. J. H. Geesink, «Consciousness in the Universe is Scale Invariant and Implies an Event Horizon of the Human Brain», *Neuroquantology*, 15(3), 2017, pp. 41-79.

Moser, J.; F. Schleger; M. Weiss; K. Sippel; L. Semeia y H. Preissl, «Magnetoencephalographic Signatures of Conscious Processing Before Birth», *Developmental Cognitive Neuroscience*, 49, 2021.

Muschalla, B. y F. Schönborn, «Induction of False Beliefs and False Memories in Laboratory Studies- A Systematic Review», *Clinical Psychology & Psychotherapy*, 28(5), 2021, pp. 1194-1209.

Stern, A., *Feliz como un niño que pinta*, Barcelona, Trampa Ediciones, 2019.

Van Lommel, P.; R. Van Wees; V. Meyers e I. Elfferich, «Near-Death Experience in Survivors of Cardiac Arrest: A Prospective Study in the Netherlands», *The Lancet (British Edition)*, 358(9298), 2001, p. 2039.

Vazza, F. y A. Feletti, «The Quantitative Comparison Between the Neuronal Network and the Cosmic Web», *Frontiers in Physics*, 8, 2020.

Walder, D. J.; D. P. Laplante; A. Sousa-Pires; F. Veru; A. Brunet y S. King, «Prenatal Maternal Stress Predicts Autism Traits in 6½ Year-Old Children: Project Ice Storm», *Psychiatry Research*, 219(2), 2014, pp. 353-360.